LES CURIOSITÉS

DE LA

MÉDECINE

CURIOSITÉS ET ANOMALIES DU CORPS HUMAIN

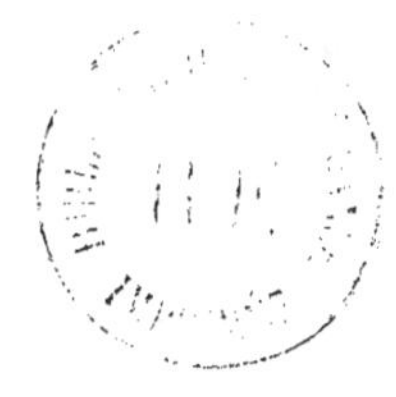

DU MÊME AUTEUR

OUVRAGES HISTORIQUES

Les Indiscrétions de l'Histoire. — Six volumes ; Chaque volume.   **10** fr.
Mœurs intimes du passé. — Huit volumes ; Chaque volume....   **10** fr.
Les Morts mystérieuses de l'Histoire. — *Nouvelle édition, revue
  et augmentée.* Deux volumes ; Chaque volume ....   **10** fr.
Légendes et Curiosités de l'Histoire. — Cinq vol. ; Chaque vol. .   **10** fr.
Fous couronnés. — Un volume......... ....   **10** fr.
Balzac ignoré. — Un volume.............. ....,   **10** fr.
Marat inconnu. — Un volume............ ....   **10** fr.
La Belle-Sœur du Grand Roi : La Princesse Palatine......... .   **10** fr.
La Névrose révolutionnaire (en collaboration avec L. Nass). —
  Nouvelle édition en préparation ; Deux volumes à.........   **10** fr.
Le Cabinet secret de l'Histoire. — *Nouvelle édition, entièrement
  remaniée,* quatre volumes in-16 jésus, illustrés, brochés... net   **40** fr.
      (Ces volumes ne se vendent pas séparément.)
**Chirurgiens et Blessés à travers l'Histoire, des Origines à la
  Croix-Rouge** ....   **50** fr.
**Souvenirs d'un Académicien sur la Révolution, le Premier Empire
  et la Restauration.** — *Introduction et notes* du Dr Cabanès,
  suivies de la Correspondance de Ch. Brifaut. — Deux volumes
  illustrés, *brochés*.....................................   **30** fr.
      (Ces volumes ne se vendent pas séparément)
L'Histoire éclairée par la Clinique.................. ....   **10** fr.
La Princesse de Lamballe intime, d'après les confidences de son
  médecin. — Un volume in-8°, avec 132 illustrations ......   **15** fr.
Au Chevet de l'Empereur. — Un volume in-8°, illustré........   **15** fr.
Dans l'Intimité de l'Empereur. — Un volume in-8°, illustré.....   **15** fr.

OUVRAGE D'HISTOIRE MÉDICALE

Remèdes d'autrefois, 2e série (la 1re est épuisée).
Remèdes de bonne femme (*épuisé* .
L'Esprit d'Esculape (en collaboration avec le Dr Witkowski ..   **8** fr.
Joyeux Propos d'Esculape   —   —   ..   **9** fr.
Les Curiosités de la Médecine (sous presse).
Poisons et sortilèges (*épuisé*).

MONOGRAPHIE

Napoléon, jugé par un Anglais (*épuisé*).
Les Goutteux célèbres.
Le Costume du Médecin (ouvrage complet en trois fascicules).
La salle de garde (Il ne reste que quelques exemplaires sur
  Japon).
Poitrinaires et grandes Amoureuses : La Dame aux Camélias.

EN PRÉPARATION

Petites Misères, grandes Maladies.
Poitrinaires et grandes Amoureuses : (2e série) : Elvire, Rachel.
La Médecine en caricature.

Docteur CABANÈS

Les Curiosités de la Médecine

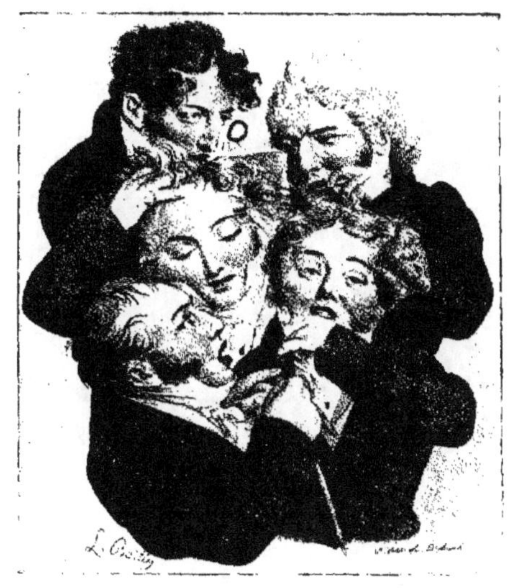

PARIS

LIBRAIRIE E. LE FRANÇOIS

91, BOULEVARD SAINT-GERMAIN, 91

AVANT-PROPOS

L'ouvrage que nous publions aujourd'hui sous le titre de *Curiosités de la médecine*, avec le sous-titre de : *Curiosités et Anomalies du Corps humain*, ne saurait être considéré comme la réimpression, pure et simple, de nos *Curiosités de la médecine*, parues en 1900, et depuis longtemps épuisées en librairie. Cette édition nouvelle est entièrement refondue et si notablement augmentée, qu'elle constitue, à véritablement parler, un *livre nouveau*, ainsi qu'on pourra s'en assurer par la comparaison des deux textes. Peu de pages ont été, en réalité, conservées de l'ouvrage primitif, et la distribution des chapitres est toute différente.

Le premier volume comprendra le squelette : *tête*, *tronc*, *membres*, et son revêtement musculaire et cutané.

Un second suivra bientôt, qui se rapportera plus spécialement aux organes des sens.

Enfin, un troisième sera consacré aux *fonctions du corps :* locomotion, organe de la phonation, appareils de la vie de nutrition, de l'innervation et des organes génitaux.

C'est une sorte d'*ana*, comme les comprenaient nos pères, mais celui-ci est conçu dans un esprit scientifique qu'on ne retrouve pas dans les ouvrages de ce genre qui l'ont précédé et qui ne sont, en général, que des compilations d'où toute critique est absente.

Nous avons cherché à instruire, sans trop ennuyer : nos lecteurs diront si notre but a été atteint.

LES CURIOSITÉS
DE LA MÉDECINE

CURIOSITÉS ET ANOMALIES DU CORPS HUMAIN

PRÉFACE

Si l'on se place au point de vue des anatomistes, le corps humain se divise en trois segments : la *tête*, le *tronc* et les *membres* ; il est, en outre, constitué par une charpente osseuse, le *squelette*, recouvert par la *peau* et les *muscles* : voilà pour la conformation extérieure.

La physiologie nous enseigne, d'autre part, que les *os*, les *muscles*, et les *articulations* qui les relient les uns aux autres, constituent l'appareil de la locomotion, ou *organes du mouvement*.

Le système nerveux préside aux *fonctions d'innervation*, autrement dit à tous les actes sensitifs, moteurs et psychiques, qui s'accomplissent dans notre organisme.

L'appareil de la locomotion et l'appareil de l'innervation sont dévolus aux *fonctions de relation*, qui mettent l'être humain en rapport avec les autres êtres et les objets qui l'environnent.

Les *fonctions de nutrition*, ou végétatives, servent à l'entretien de la vie : les appareils de la *digestion*, de la *circulation* et de la *respiration* relèvent de ces fonctions.

La *phonation* et les *organes des sens* se rattachent aux fonctions de relation ; l'*excrétion urinaire* peut être décrite avec les fonctions de nutrition.

Tel est le plan que nous nous proposons de suivre, sinon rigoureusement, au moins dans ses grandes lignes.

Plaise au lecteur de ne pas oublier que nous écrivons *en marge* des traités classiques, que nous traçons des arabesques, et non un dessin parfaitement géométrique.

Ce n'est pas à un voyage sur des routes régulières que nous le convions, c'est dans les sentiers que nous le conduisons, et que nous l'invitons à « musarder » en notre compagnie.

GÉNÉRALITÉS

Le Type humain

A toutes les époques, on s'est essayé à juger les hommes d'après leurs apparences extérieures.

Primitivement, on rapprocha la physionomie humaine de celle des animaux, et ce fut la *physiognomonie*, dont le principal vulgarisateur, sinon le créateur, fut le Napolitain J.-B. PORTA, qui a curieusement mis en regard des têtes d'individus à côté de têtes de lion, de singe, de bœuf, d'âne, etc.

Puis sont venus les phrénologistes, qu'on a beaucoup raillés, bien qu'ils aient émis un assez bon nombre d'idées justes et raisonnables.

Après DARWIN, s'ouvre la période véritablement scientifique. Toujours en quête de preuves pour appuyer sa doctrine de l'évolution, l'illustre savant fut amené à étudier et à expliquer les mouvements d'expression, la *mimique*, dans ses rapports avec les sentiments et les passions. Finalement, DUCHENNE de Boulogne, GRATIOLET, et, plus récemment, Mme BESSONNET-FAVRE, ont poursuivi, par des voies différentes, le même problème. Ce court historique, dans le seul dessein de montrer que, de tous temps, l'on a cherché à déterminer le *type humain* et ses relations avec le physique et le moral du sujet.

Aujourd'hui encore, le procédé est loin d'avoir perdu de son importance, et, comme le remarque, avec à-propos, le docteur Gottschalk, il n'est pas un médecin, pas un clinicien digne de ce nom, qui ne se fasse une opinion, dès le premier contact avec un malade, sur le simple aspect de sa physionomie, de son habitus extérieur. Mais nous devons reconnaître, toutefois, que la question a été abordée par deux expérimentateurs des plus ingénieux, sous un aspect neuf et original.

Dans leur *Morphologie médicale*, MM. CHAILLOU et MAC-AULIFFE ont cherché à établir quatre types principaux, auxquels peuvent se rattacher tous les êtres humains : le type *respiratoire*, le type *digestif*, le type *musculaire*, le type *cérébral*.

Dans le *type respiratoire*, le thorax, particulièrement développé, constitue, à lui seul, la plus grande partie du tronc et réduit à de très petites dimensions la région abdominale. Ce type se recrute surtout chez les peuples nomades (Arabes, Kalmouks). Il a, aussi, de nombreux représentants parmi les montagnards.

Les peuples nomades, en passant de la plaine à une région d'altitude plus élevée, d'une température chaude à une température froide, d'un pays sec à une région humide, d'un climat mou à un air vif; de plus, en faisant de longues marches, de l'équitation, de la course, etc., les peuples nomades développent l'amplitude de leur thorax, facilitent le jeu de leurs poumons.

Quant aux montagnards, ils se trouvent placés dans des conditions à peu près analogues ; si les déplacements qu'ils effectuent ont moins d'étendue

que dans le cas précédent, ils sont rapides dans le
sens vertical et imposent aux poumons le contact
d'atmosphères variées ; enfin, les efforts nécessités
par l'ascension et la descente sont, de tous les exercices musculaires, ceux qui contribuent le plus
puissamment au développement de l'appareil pul-
monaire.

Le type *respiratoire* a le geste mesuré ; son attitude générale contraste souvent, par son élégance,
avec celle du *musculaire*, plus enclin aux actes violents. Comme les autres types dont nous aurons à
nous occuper, celui-ci est rarement pur.

Ce qu'on rencontre le plus fréquemment, ce sont
les types *cérébro-respiratoire* et *musculo-respira-
toire*. Pascal, Henri IV, à en juger par leurs portraits, peuvent être compris dans le premier de ces
types mixtes ; Démosthène, l'astronome Bailly,
dans le second.

Le *type digestif* se différencie de bonne heure ; il
est des sujets chez lesquels il s'est affirmé dès l'âge
d'un an. La prédominance digestive est caractérisée par une région abdominale prépondérante et,
au niveau de la face, par l'importance de l'étage
digestif : lèvres, bouche, menton.

On reconnaît le type digestif plutôt au tronc qu'à
la face ; cependant, on peut citer comme exemple
la face « en pyramide » du célèbre musicien Ros-
sini, un digestif s'il en fut.

Mais, de tous les types, le plus répandu est le
type musculaire. Ce type, dont la perfection répond
à l'idéal classique de la beauté corporelle, et que
développent les sports et les exercices physiques, ne

se manifeste, le plus souvent, qu'à l'époque de la puberté.

La prédominance musculaire se caractérise par le grand développement des muscles et, au niveau de la face, par une répartition égale des étages cérébral, respiratoire et digestif.

Le dessin de Gros, représentant BONAPARTE avant l'empâtement, permet de classer celui-ci parmi les musculaires, ou, pour mieux dire, parmi les musculo-cérébraux, qui peuvent également revendiquer le chancelier BISMARCK.

Le buste, universellement connu, de la VÉNUS DE MILO est un buste de musculaire, bien différent des bustes à la taille fine représentés par les artistes actuels, et qui appartiennent, pour la plupart, à des respiratoires, souvent déformées par le corset.

Quant au *type cérébral*, il a un aspect particulier, qui permet de le reconnaître à distance.

De taille généralement courte, il présente des membres ou segments de membres petits, par rapport à la taille ; par contre, le front est haut et large, parfois proéminent, et la face, de faibles dimensions. EDISON est un type de cérébral. RICHELIEU, MONTAIGNE, DIDEROT, KANT, possédaient les caractéristiques morphologiques des cérébraux. ORFILA et WAGNER ont présenté des déformations du type cérébral.

Il existe des cérébro-musculaires (PASTEUR), comme il y a des cérébro-respiratoires (LAËNNEC), et des cérébro-digestifs (SCHOPENHAUER); autant, du moins, qu'on en peut juger par les documents iconographiques, toujours sujets à caution avant l'invention de la photographie.

Quelles conséquences tirer de ces notions, pour la plupart nouvelles ? C'est qu'en prenant pour base les connaissances morphologiques, le médecin pourra diriger scientifiquement l'éducation de l'enfant, et non plus empiriquement comme le font la plupart des méthodes actuelles : améliorer les conditions qui président à la formation des générations présentes et futures : *conditions respiratoires* (nécessité d'écoles, de lycées en plein air) : *conditions digestives* (tables de régime, alimentations appropriées) : *conditions musculaires* (entraînement, gymnastique méthodique entre dix et quinze ans); *conditions cérébrales* (revision de l'horaire des classes, etc.).

Le médecin jouera, de la sorte, un rôle préventif, et aussi un rôle curatif, grâce à l'hygiène thérapeutique dont il sera appelé à formuler les règles, adaptées à chaque cas individuel.

La Taille

La taille chez les divers peuples d'Europe.

Le Comité anthropométrique de la *British Association* a fait une curieuse enquête sur la taille moyenne chez les différents peuples, dont voici les résultats.

C'est la race anglo-saxonne qui tient la tête : la plus haute taille est celle de l'ouvrier anglais, avec 1 m. 74. Abstraction faite des catégories sociales, l'Anglais, en général, atteint 1 m. 70 ; c'est aussi la taille du Norvégien.

Le Danois, le Hollandais et le Hongrois ont 1 m. 67 ; le Suisse, le Russe, le Belge, 5 millimètres de moins.

Le Français a 1 m. 66 ; l'Allemand, si étonnant que cela paraisse, n'a pas davantage, car si le Poméranien reste « colossal », le Bavarois est plutôt petit.

Les plus petits de tous sont les Espagnols et les Italiens, avec 1 m. 57. Constatation singulière : alors que, chez les Français, les membres de la classe bourgeoise sont plus grands que ceux de la classe ouvrière, il en va différemment en Angleterre, où l'on constate 2 centimètres d'écart.

Les statistiques faites dans les écoles et les conseils de révision montrent que la taille des Japonais depuis vingt ans n'a cessé de croître. On attribue ce phénomène à un mode d'existence plus rationnel ; dans les écoles, en particulier, on a renoncé à faire asseoir les enfants sur des nattes, les jambes croisées.

Alors qu'en 1894, la proportion des hommes dépassant 5 pieds 4 pouces était de 10,11 %, elle s'est élevée, en 1911, à 16,46 %; celle des tailles comprises entre 5 pieds 2 pouces et 5 pieds 4 pouces s'est élevée de 32 à 37 %, tandis que celle des tailles entre 5 pieds et 5 pieds 2 pouces s'abaissait de 37 à 33 %.

La Taille de la Française.

Ce n'est pas, comme d'aucuns l'ont à tort imprimé, la taille de la Parisienne qu'ont entrepris de déterminer les docteurs MAC-AULIFFE et A. MARIE, dans un savant et original travail présenté à l'Institut par EDMOND PERRIER, mais bien celle de la Française.

Ils ont opéré sur 255 femmes, appartenant aux métiers les plus divers (ouvrières agricoles, midinettes parisiennes, bourgeoises sans profession, ménagères, etc.), et ils ont pu établir que la moyenne de la taille de la femme française est non de 1 m. 54, comme l'indiquaient les mensurations prises jusqu'ici sur des cadavres provenant de la partie la plus misérable de la population, mais de 1 m. 57.

Le milieu social aurait, sur le développement de la taille, une influence considérable. Plus le milieu est riche, plus la taille augmente, pourrait-on dire. C'est ainsi que la taille moyenne minima se rencontre dans la population la plus misérable (vagabonds, etc.). Le milieu ouvrier parisien fournit déjà une moyenne de taille plus élevée (1 m. 550, comme moyenne de 50 ouvrières, âgées de vingt et un à quarante et un ans).

C'est dans la bourgeoisie riche et l'aristocratie que la taille atteint son plus grand développement (1 m. 591, comme moyenne de 50 Parisiennes du milieu aisé, âgées de vingt et un à quarante ans).

En d'autres pays, des résultats analogues ont été signalés.

Le deuxième point de la communication a été l'établissement d'un tableau, utile aux criminalistes, voire même aux anthropologistes, et qui permettra — la mensuration d'un seul segment de membre étant connue, — d'apprécier approximativement la taille de la femme et les principales dimensions du corps.

Enfin, les docteurs MAC-AULIFFE et MARIE ont protesté contre une opinion qui leur avait été gratuitement prêtée : ils n'ont jamais dit que la Française, ni même la Parisienne, fussent plus grandes que le Parisien, dont la taille moyenne est de 1 m. 65. Nous devions prendre acte de leur protestation.

La Taille des Hommes de guerre.

Si vous n'avez pas visité l'Exposition des Maréchaux, au Palais de la Légion d'Honneur, ne le regrettez qu'à moitié, puisque nous allons, dans la mesure du possible, suppléer à cette lacune.

Quatre siècles d'histoire défilèrent naguère sous nos yeux, sous forme d'estampes, autographes, portraits peints, objets divers, etc. Mais nous n'avons pas à refaire le catalogue de cette exhibition qui, véritablement, offrait le plus vif attrait.

Signalons, toutefois, une pièce assez étrange, une pièce qui aurait mieux trouvé sa place dans un musée d'anatomie : une rondelle d'os crânien, ayant appartenu à un chef arabe, et sur laquelle un artiste amateur avait sculpté... une croix d'honneur !

Une particularité à relever, que les circonstances nous autorisent à rappeler : un de nos confrères a établi une manière de statistique, d'où il appert que la plupart des grands capitaines, et notamment des maréchaux de l'Empire, furent de haute stature. Tels Homère nous peint ACHILLE, DIOMÈDE, AJAX, tels nous sont montrés par les historiens ANNIBAL, les deux SCIPION, POMPÉE, PHILOPOEMEN, CÉSAR.

Mais ceci est de l'histoire ancienne ; rapprochons-nous des temps modernes et nous relèverons, parmi les grands hommes qui furent des hommes grands : CHARLEMAGNE, DU GUESCLIN, les GUISE, CONDÉ, CHARLES XII, PIERRE LE GRAND.

On connaît l'apostrophe célèbre du général BONAPARTE (qui n'était pas positivement petit, puisqu'il fut reconnu, après sa mort, qu'il mesurait 1 m. 687, c'est-à-dire 5 pieds 2 pouces) à KLÉBER, lequel était d'une taille très supérieure à la moyenne : « Vous avez tenu des propos séditieux, lui dit-il sur un ton violent ; prenez garde que je ne remplisse mon devoir ; vos cinq pieds dix pouces ne vous empêcheraient pas d'être fusillé dans deux heures. »

EXELMANS, JOUBERT étaient d'une taille avantageuse ; on peut leur joindre MORTIER, qui semble détenir le record avec 1 m. 94.

Viennent ensuite MURAT (1 m. 81) ; MARMONT, SOULT, AUGEREAU, BESSIÈRES, KELLERMANN (1 m. 78). Suivent, par rang de taille : MONCEY, SUCHET, OUDINOT (1 m. 74) ; BERTHIER, LEFEBVRE, PERRIN, dit VICTOR (1 m. 73) ; MASSÉNA, NEY, DAVOUT (1 m. 72) ; LANNES, PERIGNON, SERURIER, MACDONALD (1 m. 70). BRUNE, avec 1 m. 68, ne dépassait pas, de la taille, l'Empereur, qui, lui-même, nous le répétons, n'était pas petit, contrairement à l'opinion généralement répandue, puisqu' « un seul département en France, celui de la Somme, a fourni, en 1852, une moyenne aussi élevée pour la taille de ses conscrits ». (1)

Par contre, on peut citer comme particulièrement petits, parmi les guerriers célèbres, en dehors d'AGÉSILAS et TAMERLAN, qui étaient boîteux, DUMOURIEZ qui n'en gagna pas moins les batailles de Jemmapes et de Valmy ; le général TRÉZEL, qu'illustra la conquête de l'Algérie. Pour finir, l'un des plus savants ingénieurs de son siècle, surnommé le

---

(1) *De l'influence des climats sur l'homme*, t. I (1867), par P. FOISSAC, où nous avons puisé les chiffres ci-dessus.

Vauban de la marine, RENAUD D'ELIÇAGARAY, celui qui conseilla au roi Louis XIV de bombarder Alger et lui en fournit les moyens, en inventant les galiotes à bombes, avait la taille d'un nain.

Mais ce sont là cas d'exception, et le plus souvent, un homme de guerre est de haute stature ; ce qui n'a rien de surprenant, au demeurant, une haute taille déterminant fréquemment la vocation militaire chez ceux que la nature a favorisés sous ce rapport.

La Peau Humaine.

La Mode du Tatouage dans les différents pays.

Nous nous sommes laissé conter qu'à Londres, le dernier mot du *chic*, du *smart*, du *fashionable* — empruntons à Brummel toutes les épithètes dont se fit gloire le dandy britannique — était... de se faire tatouer.

Depuis quelques années surtout, cette mode sévit chez nos voisins, et n'allez pas croire qu'elle a son foyer dans la basse pègre ; la plus haute *gentry* y a sacrifié et y sacrifie encore (1).

Devons-nous rappeler que feu Edouard VII, de son vivant roi d'Angleterre et empereur des Indes, portait sur le bras droit un dragon et une ancre ; et qu'à son imitation, la société la plus select accourut en foule chez le tatoueur ?

Des comédiennes illustres, comme miss Ellen Terry, des grandes dames, comme lady Randolph Churchill, tout ce qui porte un nom, en un mot, chez les insulaires d'outre-Manche, n'hésita pas à suivre, à créer ou à encourager le mouvement.

Un pair fit tatouer sur les bras de sa femme les armoiries de sa famille. Un autre portait au pec-

(1) Le tatoueur, pardon l'artiste-tatoueur à la mode, à Londres, fut longtemps un certain Shepherd, qui exerça ses talents *Commercial road*, dans l'East-End londonien. Dans la vitrine de sa boutique, étaient exposés ses plus récents chefs-d'œuvre et lui-même aimait à exhiber ses bras, couverts de tatouages polychromes.

toral la devise de sa dame ; celui-ci, sportsman réputé, fit peindre sur son biceps un club de golf !

Les femmes n'ont pas l'esprit moins inventif. Afin de protester contre l'union libre et ses tendances, maintes Anglaises se sont fait tatouer, à la base de l'annulaire, l'alliance de mariage, avec les initiales des époux et la date des fiançailles.

D'autres se font tatouer, sur le bras, le portrait de leur animal chéri, qui n'est pas toujours l'homme, mais le plus souvent un chien, un chat ou un perroquet.

Londoniens et Londoniennes se font tatouer les devises ou les dessins les plus hétéroclites, pour ne pas dire plus. Les belles élégantes se font tatouer... les paupières.

Plus n'est besoin de kohl : l'artiste tatoueur exécute d'ingénieux maquillages, ombrant les yeux d'une façon charmante. Il y a mieux : beaucoup de jolies femmes, dans ce pays de brouillards et de gin, ont les traits prématurément gâtés par la couperose. Une « professional beauty », que cet enlaidissement précoce désolait, alla trouver un spécialiste de *Board street* qui, en la tatouant, fit disparaître très adroitement ce qui chagrinait sa cliente.

On comprend que profitent d'un pareil engouement des industriels plus ou moins scrupuleux. Aussi, les tatoueurs qui ont quelque habileté font-ils rapidement fortune sur le sol britannique.

Rendons-leur cette justice : leur ingéniosité n'est jamais en défaut. Un d'entre eux n'avait-il pas trouvé le moyen de fixer à jamais sur les joues de ses clientes les signes d'une éternelle fraîcheur ? Pour cet artiste incomparable, un teint de lis et de roses n'était qu'un jeu. Et cet extraordinaire tatoueur, qui avait inventé la jeunesse perpétuelle, avait cherché, et peut-être a-t-il trouvé depuis le moyen de sertir sous la peau de minuscules diamants, à peine affleurant, pour représenter des yeux de dragon, des ailes de papillon, etc.

Mais le record de l'originalité appartient, sans conteste, au professionnel qui réussit à faire le portrait d'Edouard VII... sur le crâne d'un homme chauve ! Ce travail fut exécuté peu après la mort du souverain dont l'Angleterre déplore toujours la perte ; et, à dire d'expert, il ne serait point, paraît-il, d'image plus ressemblante du défunt monarque.

Cette mode est-elle spéciale à nos voisins et doit-on y voir la marque d'une excentricité particulière? En réalité, cette fantaisie étrange compte des adeptes un peu dans toutes les parties du monde et dans tous les mondes.

L'Art du Tatouage.

·On assure que cette mode fut importée dans le Royaume-Uni par le duc d'York, qui, à bord de la *Bacchante*, voyageant sur les côtes du Japon, se fit dessiner, par un peintre du lieu, un dragon à l'encre de Chine. Tous ses officiers l'imitèrent et, aujourd'hui, les personnages les plus considérables n'y répugnent plus. Il convient d'ajouter que l'ancien système a été perfectionné, et que l'on n'est plus exposé aux dangers que vous faisait courir, autrefois, une opération plus ou moins malpropre.

Les compatriotes de Lister appliquent rigoureusement les méthodes d'antisepsie préconisées par ce

chirurgien, et même se servent de l'électricité pour
les piqûres. Quant à leur art, il suffira de dire qu'ils
ont reçu des leçons de maîtres japonais, pour en
faire soupçonner la perfection.

Les Nippons excellent dans la pratique du tatouage. L'auteur de *Madame Chrysanthème* leur
a rendu l'hommage le plus délicat, en s'offrant
lui-même comme sujet d'expérience. Il a relaté
comment il fit venir un jour les spécialistes les plus
en renom de Nagasaki, curieux de voir de près leur
travail. Ils étalèrent sous ses yeux « des dessins bien
étranges, appropriés aux différentes parties de l'individu humain : des emblèmes pour bras et pour
jambes, des branches de roses pour épaule, et de
grosses figures grimaçantes pour milieu du dos. Il
y avait même, afin de satisfaire au goût de quelques clients, matelots des navires étrangers, des
trophées d'armes, des pavillons d'Amérique et de
France entrelacés, un *God save* au milieu d'étoiles
— et des femmes de Grévin calquées dans le *Journal amusant !* » Le frère d'Yves finit par se décider
« pour une chimère bleue et rose, fort singulière,
qui serait d'un joli effet sur la poitrine, du côté
opposé au cœur. »

L'opération ne dura pas moins d'une heure et
demie, « une heure et demie d'agacement et de
souffrance ».

Étendu sur une couchette, Loti nous conte qu'il
se livra aux mains des tatoueurs, qui lui firent subir
des millions d'imperceptibles piqûres. « Quand, par
hasard, un peu de sang coule, embrouillant le dessin dans du rouge, l'artiste se précipite pour l'étan-
cher avec ses lèvres », et le patient ne proteste pas,

« sachant que c'est la manière japonaise, la manière usitée par les médecins pour les plaies des hommes ou des bêtes ». Enfin, la torture est terminée et les tatoueurs, se reculant pour mieux juger de leur chef-d'œuvre, expriment toute leur satisfaction et déclarent que « ce sera charmant ».

D'aucuns s'étonneront qu'un de nos plus brillants officiers de marine, un de nos plus talentueux littérateurs, un membre de l'Académie française, se soit abandonné à cette fantaisie. Sans doute sera-t-on plus surpris encore d'apprendre que, sous la coupole, Pierre Loti n'est pas le seul à avoir sacrifié à cette manie. Dussiez-vous vous voiler la face, sachez que M. Ribot, le grave, l'impavide M. Ribot eut la même curiosité : l'enluminure, dont ne tirait pas, d'ailleurs, la moindre vanité l'ex-Premier, consistait en une étoile, une minuscule étoile, que le leader parlementaire dissimulait sous sa manchette droite. Et c'est pourquoi, à la tribune, M. Ribot n'agitait jamais que la main gauche. De la sorte, il avait toujours en vue son fétiche et il ne lui était pas possible de ne pas croire... à son étoile.

Des célébrités tatouées, l'énumération seule comprendrait plusieurs pages ; nous n'évoquerons que les plus notoires.

Mme de Chantal, l'épouse spirituelle de saint François de Sales, se tatoua le sein du nom de Jésus. Michelet nous en instruit et il ajoute que c'est le sein gauche, le plus voisin du cœur, qu'elle choisit. Notre confrère Witkowski, en nous rappelant ce détail, nous fit connaître un fait analogue.

La créatrice du Sacré-Cœur, Marguerite, et non Marie ALACOQUE, religieuse Visitandine, morte le 17 octobre 1690, au couvent de Paray-le-Monial, s'était éprise directement de Jésus que, dans ses hallucinations, elle croyait voir toutes ses formes, et « qui se montrait avec elle d'une familiarité plus qu'étrange ». Un jour, dans un accès plus violent que les autres — ne pas oublier qu'elle était hystérique — Marguerite saisit un canif et se grava sur le sein, comme une vulgaire amoureuse sur le tronc d'un arbre, le nom du Bien-aimé (1).

Le cas de BERNADOTTE est devenu classique. Le roi de Suède portait, on le sait, une devise révolutionnaire, *Mort aux tyrans !* agrémentée d'un bonnet phrygien, sur le bras droit. Il ne se doutait pas alors qu'il monterait un jour sur un trône et qu'il ferait souche de monarques.

Ce n'est pas cette considération qui arrêta le tzarevitch NICOLAS, quand, au cours de son voyage en Orient, il se fit tatouer sur le bras gauche un stigmate, que les plus intimes ne peuvent se flatter d'avoir vu ; le jeune prince, qui n'était pas encore l'autocrate de toutes les Russies, avait cédé aux pressantes instances de son entourage.

*
* *

Nous parlions tout à l'heure des tatoueurs japonais et de leur extraordinaire habileté. Nous au-

______

(1) *Les Seins à l'église*, par le Dr WITKOWSKI, 61.

rions pu, aussi bien, parler des Cambodgiens, des Birmans et des Laotiens.

Au Laos, dans la région du Nord, le tatouage a pris de telles proportions, que les habitants portent le nom caractéristique de Laotiens au *ventre noir*, par opposition aux Laotiens au *ventre blanc*, ou Laotiens du sud, où la coutume est moins généralisée.

Au dire des voyageurs qui ont exploré ces contrées, le tatouage se pratique ordinairement entre douze et dix-huit ans. Depuis la ceinture jusqu'aux genoux, et même beaucoup plus bas, le corps est tout entier couvert d'arabesques d'un violet foncé, où s'entremêlent des animaux et des fleurs.

La mixture employée consiste en du fiel de porc ou de poisson, que l'on mélange à de la suie, provenant de la combustion de lampes entretenues avec de l'huile de sésame. On fait sécher le mélange, qu'on délaye avec de l'eau au moment de l'usage.

L'opération s'effectue avec une aiguille neuve, longue de soixante centimètres, large d'un centimètre à l'une de ses extrémités et allant en s'effilant vers la pointe, où elle est fendue comme un bec de plume, sur une longueur de quatre à cinq centimètres. Le travail sur la peau ne laisse pas que d'être fort douloureux et occasionne ordinairement deux ou trois jours de fièvre, sans préjudice des plaies ou des ulcères qui surviennent à la moindre écorchure, lorsque le sujet est trop âgé ou trop débilité.

Il est peu de pays où l'on se contente de la peinture ; celle-ci ne tenant pas suffisamment, on a

recours, comme nous venons de le voir, à la pi-
qûre, au moyen d'une substance colorante, qui est
ainsi déposée dans le derme même.

Cette méthode de piqûres se retrouve, au dire du
Dr Bordier (1), aux Marquises, en Nouvelle-Guinée,
chez les Papous, à Bornéo ; en Amérique, chez les
Guaranis, les Patagons et les Peaux-Rouges.

A la Terre-de-Feu, le maquillage est en grande
faveur et, de même que les coquettes de l'ancien
régime, les naturels affichent une préférence pour
le rouge et le blanc ; seulement, ils l'appliquent
d'une manière différente : le rouge se porte sur
la poitrine et les épaules ; le blanc, le long des
bras et des jambes. Il est également d'assez bon
goût de se tracer un cercle blanc autour de l'œil
et de se passer une arête de poisson à travers le
nez.

Les naturels du Brésil tressent une partie de leur
chevelure en nattes rattachées par derrière et se ta-
touent le tour de la bouche en rouge et en blanc,
en guise de moustaches (2).

Tous les peuples, pourrait-on dire, ont éprouvé
le besoin d'écrire sur leur peau. Les Polynésiens
ont atteint dans cet art une telle maîtrise, que le
mot *tataou* qui indique, chez eux, l'opération du
tatouage, s'est appliqué à la méthode tout entière.

En réalité, cette pratique est universelle. Elle a
été signalée chez les Arabes musulmans, chez les

(1) *Mutilations ethniques*, par le Dr BORDIER.
(2) *Le livre des parfums*, par RIMMEL.

Syriens, chez les Kabyles. Il y a peu de temps encore, presque toutes les prostituées arabes portaient
des croix ou des fleurs bleues sur les joues et les bras.

Les filles publiques mauresques avaient les seins
ponctués de rouge ou plaqués de carmin. Ces tatouages s'obtenaient avec de la poudre à canon, ou
de l'oxyde d'antimoine, et quand la jeune personne voulait se marier, le *taleb* faisait disparaître la marque, qui semblait indélébile, par l'application d'un mélange de *djir* (chaux vive) et de *sa-
boun akhal* (savon noir) (1).

Les Brahmanes de l'Inde, adorateurs de Vichnou,
se font tatouer, sur le front et sur la poitrine, le
nahman, emblème hiéroglyphique de sa religion :
c'est une sorte de trident, dont la ligne médiane
est rouge et représente le flux menstruel. Les lignes latérales sont d'un gris cendré et figurent le
membre viril (2).

Chez les Esquimaux, les Tchoutchis, les Groën-
landais, et, par une anomalie encore inexpliquée,
sur quelques points de l'Italie moderne on observe
un mode de tatouage par broderie : un fil noir est
passé, sous l'épiderme, dans les couches superfi-
cielles du derme, où il forme des dessins variés (3).

Avant que les Moscovites eussent été policés par
le czar Pierre Ier, les femmes russes savaient déjà
se mettre du rouge, arracher les sourcils, se les peindre ou s'en former d'artificiels.

Les Mingréliennes sur le retour se peignent

(1) *Médecine et Hygiène des Arabes*, par le Dr L. BERTHERAND.
(2) Dr WITKOWSKI, *op. cit.*, 62.
(3) Dr BORDIER, *loc. cit.*

le visage, les sourcils, le front, le nez et les joues.

Les femmes de Tripoli font consister leurs agréments dans des piqûres sur la fesse, qu'elles pointillent de vermillon. La plupart des filles nègres du Sénégal se font broder la peau de différentes figures d'animaux et de fleurs de toutes couleurs.

Les Floridiennes de l'Amérique septentrionale se peignent le corps, le visage, les bras et les jambes de toutes sortes de couleurs ineffaçables, parce qu'elles ont été imprimées dans les chairs, au moyen de plusieurs piqûres (1).

Qu'on procède par brûlures, comme en Australie, ou par fines piqûres, comme dans la plupart des autres pays, « plus une race possède un art évolué, plus son tatouage sera beau ». Cette remarque de Félix Regnault (2) se peut aisément vérifier.

Tandis que les Australiens ne connaissent qu'un dessin primitif, les nègres fétichistes, les Polynésiens, sont, au contraire, arrivés à dessiner remarquablement. Alors que les premiers ne tracent que des lignes parallèles et des angles sur leurs armes et quelques-uns de leurs ustensiles, les Néo-Zélandais combinent les lignes géométriques les plus compliquées, de manière à obtenir des figures fort harmonieuses. Le tatouage constitue donc une manifestation artistique, et non des moindres, des races primitives.

Nos pères, les Troglodytes de la Vézère, dont

(1) *Essai sur les modes*, t. II.
(2) *Revue encyclopédique*, 5 février 1898.

la civilisation primitive a été exhumée et dont on a retrouvé les godets pleins de couleurs et les poinçons en os armés de matière colorante à leur extrémité, se tatouaient déjà !

N'est-ce pas Théophile Gautier qui écrivait : « L'homme le plus brut sent d'une manière instinctive que l'ornement trace une ligne de démarcation entre lui et l'animal, et quand il ne peut broder ses habits, il brode sa peau? »

Qu'on remonte aux temps les plus reculés, sous toutes les latitudes, et en tous les pays on retrouve le tatouage. Quelle est la signification, la symbolique d'une pratique aussi répandue ? C'est ce que nous allons vous exposer.

Evolution et Symbolique du Tatouage.

Il y a quelques années, c'était du suprême bon ton, chez nos voisins du Royaume-Uni, de se rendre chez le tatoueur et d'offrir le bras à son stylet. Cette mode bizarre tend à disparaître et n'a pas l'air, en tout cas, de vouloir s'implanter chez nous. On ne retrouve guère aujourd'hui que sur la peau des filles, des rôdeurs de barrière, de toutes les épaves de la rue, les ornements dont se glorifient tels habitants du continent africain de nos jours, ou qu'arboraient fièrement nos ancêtres d'il y a vingt siècles.

Quelle était la signification du tatouage chez les peuples primitifs? C'est ce que notre éminent ami, le professeur Lacassagne, s'est attaché à établir dans un savant mémoire présenté à l'Institut, et dont il voulut bien nous adresser les bonnes feuilles.

Les communications humaines se font, nous le rappelons, par trois moyens : la *mimique*, la *parole*, l'*écriture*.

La mimique a cessé d'être en usage quand elle a suffisamment engendré les deux principaux arts de la forme, la scuplture et, postérieurement, la peinture ; car ces deux arts ne semblent pas être nés simultanément, mais s'être développés chacun pour son propre compte.

Le langage et des idées communes étaient aussi nécessaires à l'existence de l'individu qu'à la durée de la collectivité. Les manifestations variées de l'art du dessin sont comme les balbutiements du langage. Tout d'abord, on a représenté des animaux, puis des faces humaines, plus ou moins incomplètes et déformées : des têtes, des mains surtout ; enfin, des lignes et des points, signes conventionnels ou géométriques, mais souvent aussi, des emblèmes, symboles ou tatouages.

Ces emblèmes, figures ou images, reproduits sur la peau, dans les cavernes ou sur des rochers, dans des lieux de séjour de la collectivité, sont les manifestations évidentes, chez ces natures frustes, d'une conscience, d'une structure morale. Le besoin d'un lien moral s'est donc manifesté dès les âges les plus reculés, et c'est là une constatation de la plus haute importance.

A tous les moments de l'histoire, constate LA-CASSAGNE, le tatouage est un rite religieux, un symbole hiératique, une consécration ; ou la marque de l'affiliation, un signe de reconnaissance ou de possession. On marquait des femmes, des esclaves, comme on a marqué plus tard les prisonniers, comme on marque aujourd'hui les moutons.

Le tatouage a été tantôt un préservatif des maladies, tantôt un porte-bonheur, tantôt un signe de flétrissure : au xie siècle, on tatouait encore la femme adultère ; il n'y a pas si longtemps que la « marque » a disparu de notre Code.

Le tatouage a servi à distinguer les castes : les Thraces de bonne famille tatouaient leurs enfants, le tatouage étant chez eux un signe de noblesse ; une femme thrace, de naissance libre, et portant des tatouages, ne pouvait appartenir qu'à une grande famille.

De nos jours, à Saïgon, certains chômeurs, prêteurs ou banquiers, originaires pour la plupart de Malabar, portent à la tête et aux bras des raies blanches : c'est un signe de caste.

En Thrace, les hommes, sauf dans quelques tribus, n'étaient pas tatoués : on a prétendu que c'était pour punir les femmes de la mort d'Orphée ; ou bien que, après le meurtre, les Ménades furent prises de repentir et, en souvenir du crime, s'imprimèrent un signe ineffaçable.

« Le tatouage chez les primitifs, dit le professeur Perdrizet, est une consécration : le fidèle reçoit sur sa peau la marque indélébile du dieu auquel il est censé appartenir... » Dans le tatouage religieux, cette marque d'un dieu devait préserver de tous les maux : c'était la preuve visible de l'initiation aux mystères du culte. Sur les prisonniers de guerre, cette marque indiquait la prise par le dieu ; sur les criminels, le cachet d'infamie que ce dieu leur avait imprimé.

La Grèce classique, celle des temps homériques, avait trop le culte de la beauté pour se livrer à la pratique du tatouage ; mais elle l'admettait chez les barbares et chez les esclaves. En Grèce, les esclaves seuls étaient soumis à la marque et recevaient le fouet ; encore, ne marquait-on pas tous les esclaves, mais seulement les mauvais, ceux qu'on appelait les « cerfs » ; quand ils étaient repris, on les marquait au type du cerf : ce qui prouve, en passant, que l'on avait trouvé le moyen de reconnaître les récidivistes bien avant le « bertillonage ».

Les porteurs de tatouages infamants cherchaient à masquer ces empreintes, en les dissimulant sous une bandelette, ou en rabattant les cheveux sur le front ; quelques-uns avaient recours au détatouage. A cet effet, des médecins détatoueurs, car le Dr Variot a eu des précurseurs, appliquaient des emplâtres, dont la formule complète ne nous a pas été conservée, mais qui contenaient de la renoncule, de la mandragore, et osons l'écrire, de la fiente de pigeons, délayée dans du vinaigre.

Dans l'antiquité, on connaissait aussi les tatouages professionnels : les armuriers de Rome, dont le travail devait être exclusivement consacré à l'Etat, étaient marqués au bras ; il en était de même des fontainiers, chargés du service des eaux à Constantinople, qui furent assimilés à des soldats et tatoués de même.

Il semblerait, d'après certains documents, que les Romains, dont l'organisation militaire était si parfaite, aient utilisé le tatouage pour l'immatricula-

tion des soldats ; vers l'an 440, les conscrits, ou leurs
remplaçants, étaient marqués sur la main de plusieurs lettres, qui servaient à les faire reconnaître ;
cette empreinte, loin d'entraîner rien d'humiliant,
était considérée comme un signe honorable, qu'on
avait de l'orgueil à montrer.

A la guerre, du reste, le tatouage était un des
signes pouvant permettre d'établir l'identité des
cadavres, sur un champ de bataille. Devons-nous
rappeler le passage de *Salammbô*, où Flaubert,
après avoir décrit la marche de la putréfaction, différente sur les corps des hommes du Nord et sur
ceux des Africains, insiste sur la variété des tatouages, propres à chaque tribu, et par où il est
possible de les distinguer :

On reconnaissait les mercenaires aux tatouages de
leurs mains ; les vieux soldats d'Antiochus portaient un
épervier ; ceux qui avaient servi en Egypte, la tête
d'un cynocéphale ; chez les princes de l'Asie, une hache,
une grenade, un marteau ; dans les Républiques grecques, le profil d'une citadelle ou le nom d'un archonte ;
et on en voyait dont les bras étaient couverts entièrement par ces symboles multipliés, qui se mêlaient à
leurs cicatrices et aux blessures nouvelles.

En 1891, au cours de fouilles, on mettait à découvert la momie d'une prêtresse d'Athor, qui
vivait à Thèbes il y a cinq mille ans, sous la on-
zième dynastie. Cette momie portait sur le ventre
des tatouages bleus et des cicatrices blanches, qui
furent reconnus, par des spécialistes, pour être le

résultat d'un traitement institué pour une affection du petit bassin : c'est un exemple de ces tatouages curatifs dont nous nous proposons de reparler.

Chez les Hébreux, le tatouage avait plutôt une signification religieuse. Dans les religions de l'Orient, tous les fidèles, comme des esclaves de Dieu, ont une marque sur la peau, qu'ils gravent d'ailleurs sur leurs maisons ou sur leurs tombes.

Ce tatouage est fait soit sur le poignet droit, soit au front ou à la main droite; soit à la nuque, ou sur la cuisse. Les marques de castes, portées par les femmes hindoues, ne sont imprimées que sur le front ; la marque orthodoxe, portée invariablement dans les cérémonies sacrées, consiste en un seul petit rond de safran au centre du front.

Les Arabes musulmans de l'intérieur du pays, mais principalement les femmes, se font tatouer dans le but de s'embellir ; le futur époux doit compter cent piastres au père de sa fiancée, pour faire teindre le visage de celle-ci quelques heures avant le mariage : c'est ce que les Arabes appellent « le prix du tatouage ».

Autrefois, en France, a-t-on prétendu, on se servait du tatouage dans les hôpitaux : on marquait les enfants nouveau-nés, de façon qu'il ne pût y avoir d'échanges, quand leurs mères les venaient reprendre. Aucun texte n'appuie pareille assertion.

Dans notre pays et, en général, chez les nations civilisées, le tatouage n'est plus guère en usage que dans les couches inférieures de la société ; dans la population criminelle, soit militaire, soit civile, Lombroso a relevé une proportion de 8 % chez les

adultes, et pas moins de 40 % chez les jeunes gens
mineurs.

Le tatouage n'est pas, comme jadis, le signe dis-
tinctif d'un clan ou d'une tribu, l'immatriculation
dans un service public, le blason d'une classe élevée, ou une marque d'infamie ; il n'est plus que
le reflet, dans le bas peuple, des seuls événements
qui trouvent un écho dans les masses profondes.
Comme tout le reste, le tatouage a évolué.

L'Ecriture sur la Peau.

Peut-être en est-il parmi nos lecteurs qui se souviennent de ce qui s'est passé dans un village
de l'arrondissement d'Abbeville, il y a une quinzaine d'années ou environ : une fillette de douze
à treize ans présentait ce phénomène bizarre, de
voir s'inscrire sur sa peau ce qu'elle pensait, de
même que ce que ses visiteurs lui suggéraient « à
la muette », si l'on peut ainsi parler.

Se trouvant à l'école, elle cherchait vainement,
un jour, depuis un moment, la solution d'un problème, lorsque, soudain, elle ressentit au bras une
démangeaison violente ; elle releva sa manche et
son entourage vit apparaître, à la place grattée, des
chiffres bien formés, saillant en relief rose sur le
tégument blanc, et qui donnaient le quotient cherché. Là-dessus, les uns crièrent au miracle ; d'autres, voulant paraître plus savants, parlèrent d'*auto-
suggestion* inconsciente ; les plus sceptiques, qui
ne sont pas toujours les moins ignorants, traitèrent
de fable, de supercherie, ce qui éclatait cependant
à tous les yeux.

D'après les informations puisées à des sources sérieuses, il semble qu'en l'espèce, nous nous trouvions en présence d'un cas, relativement banal, de *dermographisme* ; traduisons, en langue vulgaire : d'écriture sur la peau.

Il faut, évidemment, une susceptibilité particulière du système nerveux, un trouble dans le fonctionnement des nerfs vaso-moteurs, pour que, soit avec l'ongle, soit avec un instrument, on puisse tracer sur les tissus cutanés des caractères qui deviennent rapidement apparents. A l'état normal, une constriction intense et prolongée est nécessaire, pour obtenir une rougeur passagère et superficielle ; chez les dermographes, il suffit d'un simple contact avec l'extrémité du doigt, pour produire une impression persistante, proéminente et plus ou moins colorée. Connaissant le mode de production de cette sorte de *névrose vaso-motrice*, vous vous inquiétez naturellement, et à juste titre, de savoir quel est le terrain qui lui est propice.

*
* *

Et d'abord, il semblerait que ce doivent être les personnes à épiderme sensible, qui soient les plus facilement « marquées ». On a, en effet, observé des jeunes filles, notamment, qui se plaignaient de ne pouvoir être embrassées, par leurs camarades ou leurs parents, sans que de grosses marques vinssent leur balafrer le visage. Certaines ne peuvent se laver les mains à l'eau froide, sans qu'il survienne immédiatement une démangeaison, suivie d'un sentiment de brûlure insupportable ; aussitôt après, se montre une éruption de larges taches rosées, à contours festonnés ; parfois, les doigts se gonflent au point de gêner considérablement le mouvement de flexion.

Chez d'autres, la chaleur fait naître les mêmes symptômes. Il en est qui ne sauraient s'exposer au vent, ou subir une température un peu basse, sans que des bosselures ortiées couvrent toute la face et la partie supérieure de leur cou.

Les moindres grattements aux bras et aux mollets, chez celle-ci, provoquent des stries saillantes ; de même que les dentelles de ses chemises et les mailles à jour de ses bas, chez celle-là, laissent sur la peau des traces durables.

Quand le sujet est le premier à s'apercevoir de son anomalie cutanée, il en est très effrayé ; bien qu'en règle générale, il ne souffre aucunement, il se croit menacé d'une affection grave, d'une maladie à début insidieux, et ses parents se hâtent d'aller confier leurs alarmes et leur inquiétude au médecin, qui, le plus souvent, trouve un système nerveux impressionnable à l'excès, et un terrain, un tempérament, plus ou moins entaché d'arthritisme.

Cela ne signifie point que les névropathes ou, plus exactement, les neuro-arthritiques, présentent toujours le dermographisme le plus accentué, mais ils y sont les plus prédisposés ; ils sont, pardonnez-nous la comparaison, comme une allumette bien sèche et bien chargée de soufre et de phosphore ; un frottement léger suffit pour que celle-ci prenne feu ; il en est de même pour le phénomène que nous nous efforçons d'expliquer.

Tantôt une chute, tantôt une émotion, tantôt un écart de régime, tantôt une infection aiguë (la grippe, plus particulièrement), fera subitement apparaître cette urticaire factice, qui déroute un praticien non prévenu.

Le dermographisme se montre dans toutes les conditions sociales; les femmes du peuple y sont aussi sujettes que celles des classes élevées ; les ouvriers n'en sont pas plus exempts que les paysans; beaucoup de médecins militaires l'ont relevé chez certains soldats qu'ils ont eus à examiner.

On le rencontre dans toutes les races ; plus fréquemment chez celles où le nervosisme domine.

Les animaux, les chevaux surtout, dont les téguments sont doués d'une vascularisation extrême, d'autant plus manifeste que la peau est plus mince et le poil plus fin, les pur-sang, par exemple, présentent des éruptions spontanées, qui ne sont pas sans ressemblance avec les érythèmes du bipède humain.

Avec un crayon, un porte-plume, une clef, un coupe-papier, on a pu varier, à l'infini, les dessins et les inscriptions que le caprice des observateurs a imprimés sur la peau des malades.

*
* *

Nous n'avons parlé, jusqu'ici, que des stigmates provoqués, mais on les a vus, dans des circonstances déterminées, se produire spontanément. Nous l'avons dit déjà, il suffit de concentrer son attention sur une partie de son corps, pour y faire naître une véritable douleur : il en est qui parviennent à déterminer des fourmillements dans les doigts ou dans d'autres régions, en y fixant leur pensée.

Que ce soit de la même façon que les stigmates se produisent, les témoignages des stigmatisés sont là qui le confirment. C'est par une application réitérée de la contemplation des plaies du Christ, que saint François d'Assise et tant de mystiques après lui, sont parvenus à les produire, et à des places analogues. Chez saint François, les traces des mains et des pieds étaient tels qu'il les avait contemplés, peu auparavant, sur une image du Crucifié, et son côté droit était comme percé d'un coup de lance. Les plaies de ses extrémités béaient notablement et était sanguinolentes. Dans leur milieu, on voyait des excroissances de tissu cellulaire, simulant les clous ; et ces excroissances étaient noires et dures, comme le fer rouillé dont elles rappelaient la teinte. Serait-ce que l'auto-suggestion, renforcée par une vive exaltation de la sensibilité, soit capable d'exercer sur le corps une influence plastique? Ou l'imagination, pas plus que la volonté, ne pourrait-elle déterminer, dans les tissus organiques, des perturbations aussi essentielles que celles requises par l'apparition des stigmates ? Les deux opinions ont leurs partisans.

*
* *

Nous sommes, quant à nous, de ceux qui croient que l'opinion populaire, sur les envies des femmes grosses et sur la concentration de la pensée de la mère, se répercutant sur le produit qu'elle porte dans son sein, mérite de retenir l'attention. N'empêche qu'en étudiant des faits analogues, la critique doit redoubler de vigilance et formuler des réserves autant sur le penchant invétéré au merveilleux, que sur la supercherie et l'imposture.

Toutefois, de ce qu'un phénomène ne se présente pas avec l'apparence des phénomènes ordinaires, nous ne devons pas le rejeter *a priori*, comme impossible ou inexistant.

LE POIL

Les Cheveux.

Les cheveux, nous disent les auteurs, les Notices
de Dictionnaires, sont « un attribut particulier à
l'homme ». Ce sont les cheveux qui distinguent le
plus l'homme de l'animal.

La preuve que l'homme a été fait pour marcher
la tête élevée vers les cieux

> *Sublimis erectus ad astra,*

c'est que sa tête est couronnée de cheveux ; et
quand on vient prétendre, comme tel savant
allemand, que l'homme est fait pour marcher à
quatre pattes, un des arguments qu'on peut faire
valoir à l'encontre de cette thèse, pour le moins singulière, c'est qu'on ne le voit pas bien courbé vers
la terre, marchant sur les pieds et les mains, s'il
est pourvu d'une longue chevelure qui traînerait
dans la poussière, s'accrocherait aux broussailles,
le retiendrait aux buissons.

Le Créateur a donc voulu différencier l'être humain des autres êtres par cet attribut, et les anatomistes, qui ont bien voix au chapitre, ce nous
semble, l'ont expressément indiqué : « la longueur
des cheveux et leur direction, écrit CRUVEILHIER,

prouvent manifestement la destination de l'homme à l'attitude bipède, car dans l'attitude quadrupède ils tomberaient à terre et voileraient la face. »

Le cheveu est l'emblème de la ténuité : ne dit-on pas « fin comme un cheveu »? Il est aussi un symbole de faiblesse : quand la chance de réaliser une affaire ne tient qu'à un cheveu, elle est bien près d'être indéfiniment ajournée.

Mais si le cheveu isolé est un indice de faiblesse, l'ensemble des cheveux, la chevelure, a été considérée comme un signe de force : l'exemple de Samson a été assez souvent cité pour nous dispenser de développements qui seraient, à bon droit, jugés superflus.

Quoi qu'il en soit, il est de tradition qu'il existe un lien évident entre le pilosisme et la vigueur physique. L'Hercule chypriote, l'Hercule gaulois, étaient abondamment pourvus de poils. Polyphème est toujours représenté avec une toison pubienne des plus fournies. Les Francs Saliens, guerriers valeureux, n'admettaient, comme prétendants au trône, que ceux dont la chevelure n'avait jamais connu le ciseau.

On a prétendu qu'il n'existe pas d'athlètes chauves ; or, il est démontré, par l'histoire, que les Romains rasaient de près leurs athlètes et leurs gladiateurs, afin qu'ils ne fussent pas vaincus dans les combats du cirque.

En réalité, prononce la science actuelle, la force

physique ne réside pas plus que l'énergie morale
dans le système pileux. S'il y a des hommes très
poilus, qui sont doués d'une vigueur peu commune, il en est nombre d'autres dont le système
pileux est loin d'être luxuriant et qui, néanmoins,
sont très vigoureux.

*
* *

Ne sait-on pas que les tuberculeux, les scrofuleux
ont généralement de beaux cheveux ; que, dans la
race blanche, où la chevelure des femmes atteint
des dimensions que n'atteint pas celle des hommes,
celles-là sont plus débiles que ceux-ci? Au contraire,
dans les races de couleur, où la chevelure acquiert
à peu près les mêmes dimensions dans l'un et l'autre sexes, les hommes sont généralement moins vigoureux que les femmes. Il n'y a donc, comme
l'ont établi les D^{rs} LE DOUBLE et F. HOUSSAY, aucune
corrélation absolue entre la vigueur du corps et
l'abondance ou le nombre des cheveux ; tout au
plus, en existerait-il entre la force physique et la
coloration des poils : on a remarqué, en effet, que
les animaux qui ont un pelage de couleur brillante,
sont habituellement plus faibles que ceux dont la
teinte est plus foncée.

*
* *

L'adage latin bien connu : *Vir pilosus, seu fortis,
seu libidinosus*, laisserait entendre que l'homme
poilu n'est pas seulement fort, mais serait plus
particulièrement porté vers les plaisirs que nous
dispense VÉNUS. Voyons si cet aphorisme se vérifie.
Les Annamites, les Dayaks, les Caraïbes, les Cyn-

ghalais, qui ont de longs cheveux, ne sont pas plus lascifs que les blancs.

L'absence ou la rareté d'appendices poilus s'observe chez les eunuques : ainsi, les anciens chantres de la Chapelle Sixtine, châtrés dans leur enfance, n'avaient pas de poils.

Un de nos confrères musulmans (1), qui a vu de nombreux cadavres d'eunuques noirs dans la salle de dissection de l'Ecole de médecine du Caire, en cite un qui n'avait pas de poils dans la région pubienne et dont la tête était absolument glabre. Mais cela peut être une exception, si nous en croyons le Dr Sabouraud, dont l'autorité est incontestée et qui a fait à ce sujet une enquête approfondie (2).

Aristote, en ses *Problèmes*, avait déjà posé cette question, restée sans réponse : *Ni la femme, ni l'eunuque ne deviennent chauves* ; pourquoi ?

La calvitie, que schématise la tête classique d'Hippocrate, si bien que le professeur Raymond avait inventé pour elle l'expression de « calvitie hippocratique », est, semble-t-il, l'apanage de l'être masculin ; chez la femme, l'alopécie progressive existe, mais elle est beaucoup plus diffuse ; elle éclaircit les tempes, comme le vertex, en respectant le segment occipital (Sabouraud).

Pour les eunuques, il n'est pas douteux que la croyance générale qu'ils sont chauves est totalement dénuée de base.

---

(1) Mohammed El Guindy, *Les Eunuques ;* thèse de Lyon, 1910.
(2) Il en a publié les résultats dans *La Clinique* des 18 mars et 26 août 1910.

Le dermatologue précité a interrogé, à cet égard, par l'intermédiaire de quelqu'un qui avait ses grandes et ses petites entrées à la Cour du Sultan, le médecin même du sérail de Constantinople, et il lui a été répondu qu'aucun des cent-quarante-sept eunuques n'était chauve, sauf un, qui n'avait aucun poil sur le corps.

Un praticien turc, le Dr PISANTÉ, de l'Université de Paris, a confirmé cette assertion en termes des plus explicites : « J'exerce ici, écrivait-il au Dr Sabouraud, depuis 1904 ; je vais chez des clients ayant harem, avec odalisques et eunuques. J'en ai vu, par conséquent, près d'une vingtaine.. Eh bien ! *je ne me rappelle pas en avoir vu un seul qui fût chauve.* Une de mes clientes, intelligente et observatrice, m'a déclaré nettement que, de son côté, elle n'en avait jamais vu non plus. » Voilà qui est décisif.

*
* *

Est-il davantage prouvé que la calvitie soit due aux excès sexuels? Là encore, le spécialiste d'une compétence éprouvée qui nous sert de guide n'hésite pas à se prononcer pour la négative.

« Parce que la calvitie est une maladie de l'âge sexuel, et est certainement plus fréquente chez les hommes d'instinct sexuel accusé, *ce n'est pas du tout à dire que, chez eux, les excès soient la cause de la calvitie.* »

L'opinion populaire, à ce sujet, reposerait sur deux faits mal connus, ou du moins mal interprétés : le premier, *vrai*, c'est que la calvitie, survenant au moment de la virilité, les excès sexuels l'accompagnent quelquefois : alors, ils sont *a priori* réputés sa cause ; le second, *faux*, c'est que, pour le vulgaire, la syphilis est réputée créer une alopécie définitive et une alopécie du front : dòuble erreur (1) !

*
* *

Les anciens n'attachaient pas la même signification que nous à la calvitie; ils ne la considéraient pas comme une maladie, au sens propre du mot.

Les Grecs regardaient les cheveux implantés bas sur le front comme une beauté, et surtout comme un signe de jeunesse : leur mode était même de rabattre les cheveux au-devant du front, où ils étaient maintenus par une bandelette.

HIPPOCRATE, sur des médailles, est représenté chauve. Tout le monde connaît la statue antique de VESPASIEN, dont la tête est également dégarnie ; quant à CÉSAR, qui ne savait que faire pour dissimuler sa calvitie, le Sénat lui avait permis, sur sa demande, de porter une couronne de laurier. Les ennemis politiques du dictateur ne manquèrent pas d'attribuer à la débauche ce qui tenait vraisemblablement du tempérament : César était arthritique.

*
* *

Dans une conférence faite à la Société de l'Internat il y a quelques années, le Dr JACQUET a montré que la calvitie sévissait principalement chez les cérébraux, les « intellectuels » (2). Elle est certainement

<hr>

(1) Dr SABOURAUD, *Séborrhée. — Acnés. — Calvitie.*

(2) Le secrétaire perpétuel de l'Académie française, VILLEMAIN, se trouvait, à la réception de PONSARD, à côté de SAINTE-BEUVE ; celui-ci, voyant un cheveu sur le collet brodé de son illustre collègue, le prit délicatement et voulut le jeter à terre ; mais

plus rares chez les ouvriers et les paysans que chez les citadins, ceux surtout qui appartiennent aux classes dites dirigeantes. Et le conférencier, qui pouvait s'offrir lui-même comme type de démonstration, donnait un argument assez significatif pour illustrer sa thèse : « Considérez, disait-il, à ses auditeurs, les fauteuils d'orchestre, dans un théâtre, et voyez combien de billes de billard les occupent. » La calvitie, poursuivait-il, augmente en raison directe de la civilisation : visitant les musées, on ne peut qu'être frappé de la rareté relative des têtes chauves, comparées à celles que fournit l'examen des bustes de nos contemporains.

D'autre part, les races indolentes, paresseuses, les Arabes, pour ne citer que ceux-là, ignorent la calvitie : un vieil infirmier de l'hôpital Mustapha d'Alger affirmait au Dr JACQUET qu'il n'avait jamais vu de chauves parmi les indigènes.

Le Dr BROCQ a fait, de son côté, cette remarque, digne d'être retenue par les féministes : depuis que les femmes s'adonnent aux travaux intellectuels, qu'elles fatiguent davantage leurs centres cérébraux, la calvitie, jusqu'alors rare chez elles, deviendrait plus fréquente.

*
* *

Peut-on naître sans cheveux? Nous avons relaté, d'après un ouvrage du dix-huitième siècle (1), que

Villemain s'en empara prestement et le replaça sur sa tête : « Je n'en ai pas déjà tant », dit-il en souriant. Combien d'autres chauves pourrait-on relever dans les arts, la littérature, le théâtre ! Il est vrai qu'on en trouverait aussi de très chevelus, il n'y a pas de règle à cet égard.

(1) *Cours d'Histoire Naturelle*, t. 197, édition de Paris, 1770.

dans une famille de Verneuil-sur-Oise, près de Sen-
lis, le père et les fils seulement étaient nés sans cheveux. Nous avons reçu, depuis, d'un correspondant
obligeant, la confirmation de cette particularité
étrange :

En face de chez moi, nous écrivait, à la date du
25 juillet 1904, M. Gaillard, de Taverny, habitait un
M. G., qui avait épousé une jeune fille devenue orphe-
line. Ce monsieur était dénué d'une manière absolue
de tout système pileux : ni cheveux, ni sourcils, ni cils,
ni barbe, ni etc... Sa femme était de conformation ordinaire. Ils eurent deux enfants, qui naquirent également
aussi dépourvus à cet égard que leur père, et, comme lui,
portant perruque dès leur plus jeune âge. Dans tous les
jeux des petits bonshommes, les perruques se trouvaient
toujours déplacées, car ils étaient très batailleurs.

Il y a mieux : divers explorateurs du continent australien ont affirmé qu'il existait, dans la
partie occidentale de l'Australie, une race absolument distincte des indigènes connus de ce pays. La
singularité la plus curieuse de cette race était d'être
complètement glabre, aussi bien au menton que
sur la tête. Cette race se rattachait non au type
nègre, mais à la branche mongolique, par le teint,
par les yeux et par le nez.

Il existe aussi un *Club des chauves*, et celui-là
n'est pas en Australie, pas même en Amérique, mais
en Belgique. Les chauves de Bruxelles ont créé un
club où, pour être admis, il faut pouvoir exhiber
un crâne absolument poli (1). Voilà, pour l'indus-

(1) *Chron. méd.*, 1904, 646.

trie des cheveux un débouché tout trouvé, si tant est que les membres de ce club original se soucient de meubler leur calvitie, ce qui n'est pas démontré.

*
* *

Quoi qu'il en soit, le cheveu humain n'est pas près de se raréfier sur le marché. Il donne lieu à un commrece très prospère, qui se centralise principalement dans le Sud-Est de la Bohème.

La matière première a deux sources principales : la Bohème et la Chine.

De très grandes quantités de cheveux sont importées de Chine, *viâ* Trieste et Hambourg.

Les cheveux chinois abondent, depuis surtout que les Célestes ont sacrifié leur natte légendaire. .

La façon dont les Fils du Ciel arrangeaient, il y a quelques années encore, leurs cheveux, date des guerres sanglantes que les Tartares-Mandchoux eurent, au dix-septième siècle, avec la Chine.

Dans les combats, la tresse protégeait la nuque contre les coups de sabre ; au passage des rivières, les guerriers y attachaient leurs arcs et leurs flèches.

Ce sont les Tartares qui imposèrent leur mode de coiffure aux Chinois : ce fut l'origine de la natte et celle de la dynastie Tartare-Mandchoue, qui a longtemps régné à Pékin.

A moins que des raisons de santé, dûment constatées, empêchent les Chinois de se raser le dessus du front et les tempes, ce n'est qu'en signe de deuil qu'ils cessent de le faire.

Le commerce des cheveux existe donc dans l'intérieur de la Chine ; comme chez nous, des individus y font métier d'approvisionner les coiffeurs.

*
* *

En Chine, cependant, la calvitie est plutôt rare, même chez les personnes âgées. Lorsqu'elle est complète, on met une fausse tresse, dont la perruque se plaque sur l'occiput et s'attache à la nuque, avec un cordonnet passé dans une coulisse. Les bonzes, qui ont le crâne complètement rasé, font usage de ces fausses nattes, quand ils ont intérêt à dissimuler leur caractère religieux.

Les cheveux chinois servent surtout à faire des filets pour coiffures de dames : en 1908, on a exporté pour plus de 1.250.000 francs de ces filets.

L'exportation annuelle de cheveux, pour le seul port de Hong-Kong, serait, d'après les statisticiens, de 600 à 800 tonnes.

Comme les cheveux chinois sont assez généralement raides et grossiers, on est obligé de les soumettre à un traitement chimique. On a songé à les utiliser pour la fabrication des courroies de transmission et des tissus de toute espèce, tels que : toiles pour pneumatiques, enveloppes de ballons, etc. La pratique aurait déjà confirmé les prévisions de la théorie, et la preuve serait définitivement faite de l'indiscutable supériorité du cheveu humain sur le poil de chameau qui a, jusqu'à présent, servi à fabriquer les bandages des « pneus » (1).

(1) Cf. un très attachant article d'EMILE GAUTIER, dans le *Journal*, du 4 janvier 1912.

Le cheveu présenterait cet avantage, d'abord qu'il est moins cher; puis, qu'il est au moins autant, sinon plus résistant: il a été démontré qu'un cheveu de moyenne grosseur présente une force de traction de 178 gr. environ; comme une tête humaine bien conformée porte une trentaine de mille poils, et c'est un minimum, il en résulte qu'une chevelure féminine possède une résistance qui peut être encore augmentée considérablement par le tissage ou la torsion. A ceux, donc, qui voudraient créer de nouveaux débouchés à l'industrie du cheveu (1), la matière première ne saurait manquer.

*
* *

D'ailleurs, il n'y a pas qu'en Extrême-Orient qu'ils pourront s'approvisionner. La Bohême, avons-nous dit, et nous ajouterons la Moravie et la Silésie, en fournissent des quantités notables.

La Bohême exporte annuellement plus de 6.000 kilogrammes de cheveux ; comme ils sont de qualité supérieure aux cheveux chinois, ils servent, de préférence, à la confection des perruques.

En Limousin, en Normandie, il y a ou il y avait il y a peu de temps, des *foires aux cheveux*. On pouvait voir, il y a quelques années, dans le département de la Manche, à Saint-Hilaire-du-Har-

(1) Un médecin russe a conseillé (*Concours médical*, 17 sept. 1911) l'emploi du cheveu de femme pour les ligatures vasculaires. Son utilisation dans les autopsies, d'une part, et d'autre part dans l'expérimentation animale, a montré qu'il est parfaitement capable de résister à la pression intra-vasculaire. Le cheveu doit être, au préalable, bouilli dans une solution saline, puis conservé dans la paraffine-vaseline (Cf. *Centralblatt für Chirurgie*, 1891, n° 21).

couët, le mercredi, qui est le jour auquel se tient
le marché de l'endroit, de jeunes paysannes se présenter à un individu qui avait à ses côtés un grand
sac ; elles soumettaient leurs chevelures au minutieux examen de l'homme, qui ou les repoussait
avec dédain, ou les abattait en quelques coups de ciseaux rapides, suivant qu'il avait jugé que leur qualité fût mauvaise ou bonne. L'opérateur était un de
ces marchands de cheveux chargés de les revendre
ensuite à nos artistes capillaires.

Avant 1830, la plus belle toison était payée, dans
la Manche, par un misérable mouchoir, rouge et
blanc, de fabrique rouennaise (1); ce qui n'empêchait pas l'affluence des visiteuses auprès de
l'homme aux redoutables ciseaux. Un des auber-
gistes de la bourgade rapportait avoir vu tondre à
sa porte plus de têtes qu'elle comptait d'habitants
en temps ordinaire (2).

La Bretagne, le Maine, l'Anjou, la Vendée, par-
tageaient, avec la Normandie et le Limousin, le monopole du commerce des cheveux. Avec la mode des
« chichis », les coiffeurs n'en avaient jamais
trop (3).

*
* *

Une des principales curiosités, relevons-nous dans

(1) *Hist. de la Barbe et des Cheveux en Normandie*, par A.
Canel. Saint-Germain, 1874.

(2) *Annuaire de la Manche* (1830-1831), 270.

(3) Sous la Terreur, le commerce des cheveux s'alimentait des
chevelures des condamnées de la Conciergerie : leur nombre
en fut si grand, qu'à un moment, le prix des cheveux en baissa.
(*Livre Commode des adresses*, par Abraham du Pradel, édition
Fournier, t. II, 41).

un quotidien (1), du nouveau Musée anglais récemment ouvert dans *Kensington-Palace*, à Londres,
est la chaîne de montre du regretté EDOUARD VII :
cette chaîne est faite avec des cheveux de la reine
ALEXANDRA.

Saviez-vous qu'il fût un temps où l'on fabriquait
couramment des objets de cette nature, notamment
des bagues, des bracelets, etc., destinés à servir,
selon l'expression d'un rédacteur de l'époque,
l'amour ou l'amitié ?

On se plaignait, alors, que les commerçants de
ces objets utilisassent les cheveux des morts de Bicêtre ou de l'Hôtel-Dieu, dont ils faisaient des cordons de cannes, de montres, des colliers, etc.
« Encore, ajoutait le rédacteur de la feuille qui nous
fournit ces détails (2), « ce ne serait rien, si ces cheveux infects avaient subi quelque préparation; s'ils
étaient passés, comme ceux des perruquiers, à une
lessive à l'eau bouillante ; enfin, au four ou à
l'étuve, ce qui les rend incapables de nuire; mais
on les retrouve, la plupart du temps, tels qu'ils
étaient sur la tête des cadavres. » Il en résultait,
on le conçoit, les effets les plus pernicieux; l'auteur de la communication nous fait part, entre
autres, d'un cas de contagion qui ne laisse pas
d'être curieux. Celui-ci avait été observé par le chi-
rurgien-dentiste. TALMA, l'oncle ou le père du célèbre tragédien, car les deux frères ont, croyons-nous,
exercé l'art dentaire.

Donc, M. Talma, ayant été consulté par une jeune

(1) *La Patrie*, 23 juillet 1912.
(2) *Gazette de Santé*, 1777, 23 octobre.

personne, pour « des boutons dartreux » qui lui étaient « survenus inopinément au col, et qui formaient un cercle fort désagréable », après bien des recherches et bien des conjectures, finit par reconnaître que cette éruption avait pour origine un collier de cheveux, que la malade portait depuis une semaine. Et celui qui relate le fait de conclure : « que cet exemple serve d'avertissement à ceux qui redoutent avec raison les maux et toutes les horreurs qu'on observe à Bicêtre et à l'Hôtel-Dieu où, à peine les malades sont morts, on s'empresse de leur enlever leur chevelure et de la mettre dans le commerce, qui en est aujourd'hui tout infecté » (1).

*
* *

Peut-être avez-vous lu que, lors de la dernière maladie de l'Empereur du Japon (1912), plusieurs jeunes filles firent couper leurs cheveux, pour les offrir sur les autels, afin d'obtenir de la Divinité la guérison du mikado? Il est d'autres pays où on laisse, au contraire, croître la chevelure, en signe de deuil. Affaire de mœurs et de latitude.

Après la Révolution de juillet 1830, un cer-

(1) Il n'y a pas que les affections du cuir chevelu qui puissent se transmettre par les poils : dans la variole et la morve, la contamination au moyen des poils provenant du malade, est un fait connu. Un officier de la marine hollandaise, en congé à Naples, reçut un jour une lettre de La Haye, dans laquelle on lui annonçait la mort de sa sœur, à la suite d'une atteinte de variole : la lettre contenait une boucle des cheveux de la morte. Quelque temps après, cet officier contractait la variole ; l'état sanitaire de la ville qu'il habitait ne permettait de rapporter la maladie qu'à une contagion par les cheveux qu'il avait reçus et qui devaient porter en eux-mêmes le germe de l'infection variolique (JOANNET, Le Poil humain, 114-115).

tain nombre de gardes du corps, qui avaient accompagné CHARLES X dans sa retraite sur Cherbourg, prirent la résolution, pour manifester leur chagrin, de laisser incultes leur tête et leur visage (1). Cela devint une mode, un moyen d'affirmer sa fidélité au parti déchu.

*
* *

Le symbolisme du cheveu, à quels développements cela nous entraînerait ! Contentons-nous de signaler ce filon aux chercheurs en quête de sujet, et leur laissant le soin de lier la gerbe, abandonnons-leur en généreusement quelques épis.

Chez les peuples de race germanique, quand la femme venait à réclamer le *morgengabe* (don que son mari lui faisait, au lendemain de la noce), elle devait jurer sur son sein, suivant la loi des Alamans ; sur ses deux mamelles et sur ses deux tresses, selon le droit d'Augsbourg.

Un Frison n'était cru, que lorsqu'il touchait ses cheveux. Le serment par la barbe se rencontre à chaque instant, dans les romans et les poèmes carlovingiens.

On trouve souvent, dans les actes, la mention que celui qui y apposait son sceau insérait dans la cire des poils de sa barbe. Relatons un exemple historique. C'était au mois de mai 1214. RÉGINALD, abbé de Saint-Evroult, en Normandie, et ses religieux, réunis en chapitre, venaient d'abandonner à l'évêque de Lisieux le droit de patronage qui leur appartenait sur un certain nombre d'églises.

(1) *Curiosités des traditions*, par L. LALANNE, 233.

Afin d'assurer à l'acte consécratif de l'abandon toute l'authenticité désirable, il n'y avait plus qu'à apposer le sceau de l'abbé et celui du monastère.

Au moment de remplir cette dernière formalité, voilà qu'on s'avise, par surcroît de garantie, de mêler à la cire quelques poils de la barbe des moines. Le texte de la charte ne dit rien de cette circonstance, mais la cire verdâtre des deux sceaux, ainsi qu'on peut le constater aux archives du Calvados (1), témoigne de la réalité du fait.

Nombre de superstitions ont eu cours, relatives aux cheveux ; en voici une que nous avons notée au passage.

La coupe des cheveux donne lieu, chez les Tziganes des pays balkans, à des craintes singulières : les enfants qui meurent avant d'avoir eu leurs cheveux coupés — et cette coupe est, dans ces régions, une véritable solennité — ces enfants, disons-nous, se transforment, assure la légende, en de petits démons fort malicieux, que l'on nomme *Girliri*. Les mères doivent danser autour du feu avec l'enfant, pour le préserver du maléfice.

Cette cérémonie de la coupe des cheveux n'a lieu qu'une fois dans la vie ; elle est, à ce que prétend un narrateur, accompagnée de certains détails « qu'il faudrait écrire en latin » (2).

(1) *Mémoires de la Société des antiquaires de Normandie*, t. VIII, 2ᵉ partie.
(2) *Revue des Revues*, 1896.

Est-ce une survivance d'une antique tradition ? Le cheveu a-t-il joué un rôle dans les pratiques de sorcellerie? Toujours est-il que nos modernes pythonisses, somnambules et voyantes, n'ont pas hésité à tirer parti du « diagnostic par le cheveu ».

» Donnez-moi, disent-elles, un cheveu de la personne qui vous est chère, et sur laquelle vous désirez être informé, et je vous renseignerai et sur ses sentiments et sur son état de santé. »

Il y aurait même eu, il y a quelques années, si nous en croyons le *Courrier de Hanovre*, dans un village près de Vinsen, un guérisseur à qui il suffisait de présenter le cheveu du sujet, pour qu'il déterminât la maladie dont il était atteint. Pas besoin de toucher, de palper, d'ausculter ou d'interroger, le guérisseur n'avait qu'à considérer votre chevelure et, sans sourciller, il prononçait son arrêt.

Ne sourions pas et ne nous gaussons pas trop : n'est-ce pas PINEL, l'illustre PINEL, qui se faisait fort de connaître le caractère d'un sujet d'après la couleur de ses cheveux? Et le maître LANDOUZY n'a-t-il pas émis l'opinion que les « Vénitiens », comme il dénommait ceux qui sont pourvus d'une flavescente et rutilante toison, sont, plus que d'autres, exposés à contracter la tuberculose ? Heureusement que toute règle souffre exception ; sans quoi, les filles d'Eve qui s'enorgueillissent d'une chevelure à la Véronèse, auraient lieu de concevoir quelque inquiétude. La remarque de Landouzy a certainement sa valeur, encore ne faudrait-il pas la trop généraliser ; pas plus, du reste, que les observations suivantes, dont nous laissons la responsabilité à qui s'en porte garant (1).

*
* *

Dans les maladies chroniques et surtout dans la phtisie, les cheveux peuvent changer de couleur et passer du châtain ou du brun au roux.

Ce changement de nuance a été indiqué dans d'autres cas (2). Une femme, après une fièvre puerpérale, est devenue brune, de blonde qu'elle était. ALIBERT, qui signale le fait, prétend également avoir vu un homme passer du roux au brun, à la suite d'une affection qu'il ne désigne pas.

Après le typhus, une blonde a perdu ses cheveux, et ils ont repoussé noirs (BEIGEL). Les poils deviennent jaunes chez beaucoup d'ictériques. CRUSTENS, cité par LE DOUBLE (3), a parlé d'une femme dont les cheveux, au cours d'une attaque de paludisme

(1) JOANNET, *Le poil humain, passim.*

(2) Il n'est pas sans exemple que, dans un âge très avancé, des têtes chauves se recouvrent de cheveux ; ou qu'une chevelure blanche reprenne sa couleur primitive : on trouve plusieurs observations de ce genre dans l'histoire des centenaires. Au commencement de ce siècle, un Turc, qui avait passé 100 ans, exerçait la profession de messager, et, malgré son âge, faisait chaque jour des marches de cinq ou six lieues. Ses cheveux, qui étaient blancs depuis longtemps, tombèrent, et puis, se renouvelant, poussèrent aussi noirs que dans sa jeunesse (Dr FOISSAC). Orsi cite le cas suivant de coloration extraordinaire des poils : un mécanicien, grisonnant de bonne heure, voit beaucoup de ses cheveux devenir verts, sans cause appréciable. Aucun lavage ne modifie cette coloration. L'écorce est violette au microscope, à la lumière naturelle, verdâtre avec la lumière artificielle ; la moelle est jaunâtre.

(3) *Les Velus,* 170.

aigu, compliqué de rhumatisme articulaire, devinrent complètement gris, tandis que ses joues, son menton et le dessous de son menton se garnissaient de poils d'un blond clair, mesurant un centimètre de longueur.

Chez les maniaques, au début de chacun des accès, on a souvent observé un changement subit dans l'état des poils : ils se redressent, deviennent rigides et secs ; chez beaucoup, on a remarqué une division de la pointe.

Ferber avait eu à donner des soins à un maître de musique, hystérique, qui après chaque pollution, voyait ses cheveux, naturellement bouclés, se hérisser pendant quelques jours.

Bricheteau a rapporté, dans le *Dictionnaire de Médecine*, d'après Ollivier (1), qu'une jeune femme, ayant une peau très blanche et des cheveux entièrement noirs, au cours de la convalescence d'une affection gastrique s'aperçut que toute la surface de la peau, au niveau du tronc et des membres, était hérissée d'une multitude de petites élevures, analogues à celles consécutives à l'impression du froid ; du sommet de chacune d'elles, apparut, peu après, un poil qui, d'abord très court, s'accrut rapidement. En un mois, tout le corps de cette femme s'était entièrement couvert de poils noirs et très rapprochés les uns des autres ; ils disparurent spontanément quelques mois après leur poussée et ne reparurent plus désormais.

Une enfant rachitique, âgée de 12 ans, dont la chevelure était blonde, soyeuse et ondulée, perdait

(1) Art. *Poil*, 1842.

ses boucles, quand les symptômes s'aggravaient ; et, lorsque survenait une amélioration, ses cheveux reprenaient leur état primitif. Un sacristain de Padoue, déjà d'un certain âge et presque chauve, retrouva, à la suite d'une pneumonie, l'opulence de son ancienne chevelure.

*
* *

N'est-il pas de constatation banale, que l'aspect lisse ou terne des cheveux et, par suite, leur apparence plus ou moins foncée, soit en rapport avec l'activité sécrétoire de la peau, avec l'état humide, gras ou sec, de celle-ci ?

L'alimentation n'est pas non plus sans influence sur le poil : on n'ignore plus que l'ingestion de chlorure de sodium et surtout de préparations arsenicales donnent du lustre, du brillant à la robe de certains animaux. A ce propos, Poirier, dans son *Traité d'anatomie* (1), a noté la particularité suivante :

Tant que se fait, chez la jeune fille, l'accroissement de la chevelure, les règles ne se reproduisent pas ; puis la menstruation apparaît à cette époque de la vie qui répond chez l'homme à l'irruption de la barbe. La menstruation établie, les cheveux ne poussent que peu ou pas; c'est que l'arsenic s'élimine, chez la femme, non plus par le tégument externe, mais par le sang menstruel. Vient-on à dériver l'élimination de l'arsenic vers le tégument externe, vient-on à couper les cheveux au moment des règles, en pareil cas on voit les époques s'éloigner ou devenir irrégulières.

(1) T. V, 925.

La lecture ce ce passage a suggéré à un de nos confrères (1) une remarque qui ne manque pas de piquant.

Chacun sait qu'un des premiers actes de la vie des religieuses consiste dans le sacrifice de la chevelure ; y aurait-il, dans cette cérémonie, autre chose qu'un acte d'humilité, ou de renonciation à la parure? Faudrait-il y voir, en outre, une sorte de dérivation apportée au sens génésique ; ce à quoi on peut penser, après avoir pris connaissance de la citation que nous avons rapportée. Choisirait-on, enfin, pour date de la cérémonie de vêture, le moment des règles, chez celles qui vont entrer en religion? Ces questions, connèxes entre elles, ne sont pas, tant que cela, oiseuses, et nous essaierons, un peu plus loin, d'y répondre.

*
* *

Quoi qu'il en soit, il existe un rapport manifeste entre le système pileux et l'appareil génital, au moins chez la femme. L'observation qui suit, due à NEUGEBAUER, de Varsovie, est, à ce point de vue, démonstrative.

Il s'agit d'une femme, réglée à 16 ans, normalement, sauf une année où l'écoulement mensuel fut complètement supprimé. Mariée, elle devint bientôt enceinte et accoucha d'une petite fille, qu'elle nourrit.

Survint une seconde grossesse : elle accoucha une seconde fois, mais avant terme, à la suite d'une

(1) V. le *Centre médical*, 1910 (ou 1911).

grande fayeur. Mort de l'enfant, accidents puerpéraux très intenses.

Ce fut peu après la disparition de ces accidents qu'elle remarqua qu'il lui poussait de la barbe et de grands poils sur la poitrine, les épaules, les régions pubiennes, en même temps qu'elle perdait la plus grande partie de ses cheveux.

Ceux-ci, de couleur brune, étaient peu abondants, minces et doux comme de la soie, et dépassaient à peine les épaules. Le front, les joues, le cou, les côtés de la poitrine et de l'abdomen étaient recouverts d'un léger duvet ; mais les cuisses, les bras portaient des poils noirs, dont les dimensions longitudinales égalaient un centimètre. La barbe, longue de 20 centimètres, recouvrait la partie médiane de la poitrine et était formée, ainsi que la moustache et les favoris, de poils raides et plats, de couleur châtain, mêlée de roux.

Toutes les tentatives d'épilation et le seul fait de se raser la barbe provoquant des douleurs utérines, le sujet s'était résigné à porter celle-ci.

*
* *

L'*hypertrichose* sous l'influence d'une émotion violente n'avait pas échappé à l'observation vigilante des anciens. Avons-nous à rappeler la légende de Sainte Agnès et celle de Sainte Wilgeforte ? Comme elles doivent être connues de la plupart de nos lecteurs, nous en parlerons sobrement.

Pour Sainte Agnès, nous emprunterons, en le résumant, le récit d'un de nos confrères (1).

(1) *Les Seins à l'Eglise*, 65 et 321.

Sainte Agnès, sur l'ordre du préfet de Rome, SYMPHRONIUS, fut exposée dans une maison de prostitution. Un homme, ayant levé les mains sur la jeune vierge, l'imprudent fut aussitôt frappé de mort. D'autres disent qu'à peine entrée au lupanar, elle invoqua le Christ, qui fit croître soudain sa chevelure, au point qu'elle lui couvrit tout le corps et dissimula sa nudité (1). Une troisième version veut qu'un ange l'ait recouverte d'une draperie.

Sur l'emplacement de l'église Sainte-Agnès, à Rome, place Navone, on voit un bas-relief de L'AL-GARDI, qui représente l'accroissement subit des cheveux de la sainte.

La créature est nue comme la main ; c'est une jeune fille de quatorze ans, avec de longs cheveux, de petits seins naissants, tout un corps plein de morbidezza et très palpable, qui est conduite au lieu de prostitution par un grand coquin de houzard. Ce n'est point du marbre, mais de la chair molle et flexible sous les doigts (2).

Pour SAINTE WILGEFORTE, nous sommes plus copieusement, sinon plus exactement renseignés (3).

Fille d'un roi de Portugal, Wilgeforte, « pudique autant que belle »,

> *Se trouvant exposée à toute la licence*
> *Où du soldat vainqueur s'emporte l'insolence,*

eut la vertu sauve grâce à une longue barbe, qui

---

(1) LE DOMINIQUIN a fait de cet épisode l'objet d'une de ses plus belles toiles, gravée par GÉRARD AUDRAN.
(2) P. de MUSSET, *Voyage en Italie*.
(3) V. la *Chr. méd.*, 1903, 548 ; 1904, 621 ; 1905, 25, 583 ; 1907, 460 ; 1908, 666 ; 1909, 571 ; 1910, 157.

lui couvrit inopinément le visage et frappa d'étonnement et d'horreur les audacieux qui allaient lui faire violence. Il ne semble y avoir là, comme l'opine le docteur F. HOUSSAY, qu'un fait peu banal, à la vérité, de *trichose émotive*.

SAINTE MADELEINE offre, également, un cas d'hypertrichose, mais dont l'origine ne saurait être rapportée à la même cause que Sainte Wilgeforte, ou Sainte Paule d'Avila.

Ce pilosisme exagéré et anormal ne se produit pas que sous l'influence d'une émotion vive; on l'a vu aussi se manifester dans certains états morbides et dans le voisinage de tissus ou d'organes qui ont été ou qui sont encore le siège de lésions chroniques.

BROCA avait déjà constaté, parmi les signes consécutifs des anévrismes, une hypergénèse du système pileux, survenant sur les membres affectés de « phlébartérite ».

Il est de notion courante que les tuberculeux et les scrofuleux ont, en général, une abondante chevelure, des cils longs et soyeux : que ces cheveux sont habituellement d'un blond roux : mais, nous le répétons, il n'y a pas, à cet égard, de règle absolue.

*
* *

On a émis de nombreuses théories (1) sur le mode de genèse de l'hypertrichose. On a invoqué successivement la bestialité (ou copulation de l'homme

---

(1) V. à ce sujet l'excellent ouvrage de LE DOUBLE et HOUSSAY, *Les Velus* (Vigot, 1912), notamment le chap. VI.

et de la femme avec un animal); la démonologie ou démonialité ; l'hérédité atavique.

D'aucuns ont attribué l'hypertrichose à une maladie nerveuse, survenue au cours de la vie fœtale; ou à une perturbation fonctionnelle des glandes trichogènes. On a observé que, « chez les femelles des mammifères, la sécrétion de la grande thyroïde était beaucoup plus active que chez les mâles, et que ses dimensions étaient même un peu plus considérables. »

On a aussi constaté que, « lorsqu'une intervention chirurgicale, pratiquée sur le cou d'une femme, lésait son tissu thyroïdien, son organisme se modifiait... ses règles diminuaient progressivement et disparaissaient ; puis, en même temps que s'atrophiait son utérus et que ses organes génitaux intimes prenaient un type infantile, ses cheveux devenaient plus rares et les poils de son corps tombaient. »

La connexion du système pileux avec la glande thyroïde, et de celle-ci avec l'utérus, est donc indéniable.

N'était-il pas, d'ailleurs, de croyance commune chez les anciens, que la base du cou chez la femme accuse un plus grand développement au moment de la puberté et à l'époque des règles, c'est-à-dire aux périodes d'activité exagérée de l'ovaire? L'élargissement du cou n'a-t-il pas été noté comme un signe quasi-infaillible de la perte de la virginité ?

Plus une femelle est poilue, moins ses règles sont abondantes, a-t-on observé. Et c'est le cas de rappeler ce que nous avons dit plus haut : certaines religieuses qui, après la prise de voile, se coupent tous les mois les cheveux, voient souvent, au début, leurs règles se supprimer et ont même de l'aménorrhée persistante. « La pousse continuelle de leur chevelure absorbant les excédents thyroïdiens, les pertes considérables des composés organiques qu'elles subissent, du fait de ces coupes répétées, affaiblit leur organisme et fait qu'elles sont généralement fort mal réglées. » (1)

*
* *

Pour justifier le développement des poils dans les cas d'anévrismes artérioso-veineux, il faut, évidemment, recourir à une autre explication. D'après le Dr JOANNET (2), ce phénomène aurait pour cause « ou une lésion nerveuse primitive, amenant secondairement un trouble dans la circulation ; ou une lésion directe du système circulatoire, amenant une stase capillaire et, consécutivement, divers troubles nutritifs. » Les suppurations profondes, ostéites, arthrites chroniques, abcès scrofuleux, donneraient lieu à la même hypergénèse, « cause de la congestion sanguine qui accompagne toujours ces lésions ».

Une lésion nerveuse sans troubles trophiques peut amener le même résultat : on a observé, avec une lésion du nerf radial à la suite d'une fracture du bras, un développement abondant de poils, qui s'étendait dans toute la sphère d'action du nerf radial et même un peu au-delà (3). Voilà quelques

(1) LE DOUBLE et HOUSSAY, *loc. cit.*
(2) Thèse sur le *Poil humain.*
(3) *Gazette des Hôpitaux*, 1874, cité par le Dr JOANNET.

particularités qui ne manqueront pas, nous l'espérons du moins, de retenir l'attention de nos lecteurs.

*
* *

Nous avons laissé entrevoir qu'il existe, entre la pousse des cheveux et la menstruation, une sorte de suppléance, et que la pousse des cheveux s'arrête au moment où s'établissent les règles, l'arsenic trouvant une voie d'élimination par les menstrues. Or, dans un communication à l'Académie de médecine qui remonte à vingt-cinq ans (7 août 1900), ARMAND GAUTIER a parfaitement établi ces faits. Le savant chimiste a observé que, chez les femmes malades auxquelles il administrait, depuis un certain temps, de l'arsenic, particulièrement sous forme de cacodylate, la chevelure devenait plus épaisse et plus longue ; et les règles, au lieu de se produire à des intervalles de 25 à 29 jours, reparaissaient régulièrement au bout de 24 à 25 jours seulement.

C'est, avant tout, par les annexes de la peau et la perte menstruelle que, chez la femme, l'arsenic et l'iode sont éliminés. Il se fait chez elle, entre la production des nucléines thyroïdiennes, la croissance des ongles et des cheveux et la perte du sang menstruel, une sorte de balancement : d'où résulte l'état de santé.

On a remarqué, d'autre part, que la plupart des animaux à sang chaud sont couverts de poils ou de plumes, et que ces appendices de la peau croissent avant la saison des amours et tombent après les rapprochements sexuels, pour se reproduire ensuite lentement dans les mois qui précèdent le printemps suivant.

Chez les animaux velus, les principes arsenicaux et iodés sont utilisés à la poussée du poil, des ongles et des cornes, jusqu'au moment où le développement de ces appendices étant accompli, le flux de ces nucléines se porte vers les organes génitaux.

Dès que le rut commence, la peau et ses annexes sont atteints de déchéance, et les poils, ainsi que les bois chez les animaux à cornes caduques, commencent dès lors à tomber.

*
* *

D'autres remarques, non moins curieuses, sont dues au même ARMAND GAUTIER :

Tant que se fait, chez la jeune fille, l'accroissement de la chevelure, les règles ne se produisent pas ; les menstrues s'établissent seulement quand les cheveux finissent de s'allonger, à ce moment de la vie qui est pour le mâle celui de la poussée des poils et de la barbe. Il peut bien se faire, chez la femme faite, de nouveaux cheveux follets ; en réalité, leur croissance s'arrête, dès que les menstrues détournent périodiquement les nucléines thyroïdiennes qui nourrissaient le bulbe pileux... Il suit de là que, chez les races humaines velues, Aïnos, Australiens, etc., les nucléines arsenicales étant détournées vers la production du poil, la menstruation et, par analogie, les désirs sexuels, devront se produire à plus longs intervalles.

C'est ce qui paraît résulter, en effet, d'une enquête faite auprès des anthropologues.

Cette relation entre la nutrition de la peau et les fonctions génitales n'est pas spéciale aux seuls mammifères ; on l'a encore notée chez les oiseaux, qui perdent leurs plumes après l'époque des amours ; chez les batraciens, etc.

La pathologie humaine fournit de nouveaux arguments à l'appui de la thèse si ingénieuse du Pr GAUTIER. Plusieurs maladies de la peau peuvent frapper la femme durant la grossesse : qui ne connaît le masque, les vergetures, le *prurigo gestationis*, la chute des cheveux, « autant de témoignages de la déchéance de vitalité et de résistance de la peau, dont les nucléines nutritives spécifiques sont détournées, pendant la gestation, vers la formation des organes du fœtus »? Et nous pourrions encore rappeler l'herpès menstruel, certains eczémas s'exacerbant au moment des époques, les altérations cutanées qui se produisent à la ménopause, lorsque la grande thyroïde perd de son activité, etc., etc.

Le myxœdème n'est-il pas relativement plus fréquent chez les multipares, parce qu'elles ont épuisé, à plusieurs reprises, les réserves arsenicales et l'activité de la thyroïde ?

De même, chez les tuberculeux, l'arsenic et l'iode diminuant en assez fortes proportions dans la thyroïde, on voit survenir chez eux des pigmentations, des éphélides, des desquamations, la chute des cheveux que, grâce à l'arsenic et à l'iode, on parvient dans une large mesure à enrayer.

Ces notions sont aujourd'hui courantes, mais on oublie trop à qui nous en sommes redevables ; ce n'est que justice d'en restituer le mérite à qui nous les fit connaître.

S'il est un fait qui a donné lieu à de fréquentes et ardentes controverses, c'est bien celui dont Mme DE GENLIS s'est fait l'éditeur complaisant, sinon renseigné, dans son *Dictionnaire des Etiquettes* (1) :

On sait, écrit le célèbre bas-bleu, que les cheveux poussent sur la tête des cadavres. Plusieurs cercueils, ouverts au bout d'un grand nombre d'années, étaient remplis de cheveux d'une longueur démesurée.

Mais, direz-vous, Mme de Genlis n'est pas, en l'espèce, une autorité dont on puisse se recommander. Nous vous le concédons, et c'est pourquoi nous allons chercher ailleurs nos garants.

Voici ce qu'a rapporté, *de visu*, le Dr Constantin James, dans son ouvrage, *La toilette d'une Romaine au temps d'Auguste* (2) :

Je fus chargé, dans le courant de l'année 1865, de présider à l'exhumation d'un personnage bien connu, que j'avais fait embaumer, vingt-deux ans auparavant, par Gannal lui-même (3) : ce personnage était le fameux chanteur Elleviou.

Au moment où la bière fut ouverte, il s'en échappa une odeur empyreumatique des plus fortes et des plus nauséabondes. Cependant, les chairs, à part d'abondantes moisissures, me parurent intactes ; seulement, au lieu

(1) T. II, 48.
(2) Pages 179 et suiv.
(3) A l'exhumation du Dr Oudet, de l'Académie de médecine, lequel avait été également embaumé par Gannal, « les assistants furent frappés d'un phénomène extraordinaire : la figure, parfaitement conservée, présentait une barbe de plus de six lignes, qui avait poussé depuis l'enterrement. » *Hist. des Embaumements*, par Gannal, 2e édit., 418, note I.

d'offrir cette sécheresse parcheminée qui est le cachet des momies, elles étaient mollasses, spongieuses et comme abreuvées de liquide. Mais ce qui me frappa le plus, ce fut la teinte incroyablement noire de la peau; on eût dit un nègre, et un nègre de la nuance la plus accentuée. La face, surtout, avait quelque chose de tellement saisissant, qu'on avait peine à en supporter la vue. D'abord, *la barbe avait crû dans une notable proportion.*

Et le D\u2019 C. JAMES ajoute, en note :

Ce fait de *croissance de la barbe après la mort*, qu'on a depuis longtemps signalé, est ici d'autant moins douteux que, comme le corps devait avoir les honneurs d'une exposition publique, j'avais eu soin de le faire raser au moment de l'embaumement. Or, à l'ouverture du cercueil, elle se trouvait longue de près de trois centimètres; les ongles avaient crû dans une proportion plus notable encore.

Récemment, le D\u2019 de RIBIER rapportait, à la *Société des Sciences médicales* de Gannat, un cas de repousse des cheveux et de la barbe après la mort ; il s'agissait, s'il nous en souvient, d'un cadavre immergé dans l'alcool. Sans doute était-ce le même dont parla naguère (1) le D\u2019 BOUGON, et que les journaux servent, de temps en temps, à leurs lecteurs, on pourrait dire, comme un « canard à l'eau-de-vie. »

Vous avez pu lire, dans l'un d'eux (2), cette extraordinaire aventure :

M. Jean-Pierre-Hector-Robert GRANET — puisque

(1) *Chron. méd.*, 1905, 264.
(2) *Matin*, 30 mars 1912.

son nom a été répété par toutes les trompettes de
la publicité, pourquoi le cacher? — conserve dans
l'alcool son propre père, feu Cumin-Isidor-Robert
Granet, ex-greffier de justice de paix et secrétaire
de mairie, à Viverols (arrondissement d'Ambert,
Puy-de-Dôme).

De son vivant, M. Cumin, etc., était glabre et
chauve : il lui est venu, depuis sa mort, une chevelure et une barbe luxuriantes : ainsi s'expliquent
les vertus pilogènes du shampooing, cher aux
coiffeurs, et plus encore à leur clientèle.

*
* *

Mais nous avons un autre exemple, historique
celui-là, d'hypertrichose posthume : c'est du glorieux colonel MORLAND que nous voulons parler.
Les péripéties de cette odyssée macabre ayant été
souvent contées, contentons-nous de les rappeler en
quelques lignes.

Morland avait reçu une blessure mortelle à Aus-
terliz, à la tête de son régiment des chasseurs de
la garde. NAPOLÉON décida que son corps serait déposé dans un monument qu'il se proposait de lui
faire ériger, à Paris, sur l'esplanade des Invalides.
En vue d'un aussi long voyage, l'embaumement du
corps fut prescrit ; mais, ici, cédons la parole à
MARBOT, qui relate ce qui suit dans ses *Mémoires* :

Les médecins n'ayant, sur le champ de bataille, ni
le temps ni les ingrédients pour embaumer le corps
du général, l'enfermèrent dans un tonneau de rhum,
qui fut transporté à Paris ; mais les événements qui
se succédèrent ayant retardé la construction du monument destiné au général Morland, le tonneau dans le-

quel on l'avait placé se trouvait encore dans l'une des salles de l'Ecole de médecine, quand Napoléon perdit l'Empire en 1814. Peu de temps après, le tonneau s'étant brisé par vétusté, on fut très étonné de voir que le rhum avait fait pousser les moustaches du général d'une façon si extraordinaire, qu'elles tombaient plus bas que la ceinture.

Et Marbot conclut, non sans mélancolie :

Aimez donc la gloire et allez vous faire tuer, pour qu'un olibrius de naturaliste vous place ensuite dans sa bibliothèque, entre une corne de rhinocéros et un crocodile empaillé !

En réalité, Marbot, qui était quelque peu Gascon, semble avoir inventé et le tonneau de rhum et la luxuriance pilaire de l'infortuné Morland.

Le corps de Morland avait été simplement inhumé non dans de l'alcool, mais dans du sublimé; et nul n'a songé à l'exhumer (1), pour vérifier si le temps a ravagé son visage et surtout si ses moustaches lui tombent jusqu'à la ceinture.

*
* *

Si le témoignage de Marbot peut être récusé, il en est qui sont plus dignes de foi.

---

(1) MORLAND était mort depuis treize ans, lorsqu'en 1818, un certain nombre de journaux révélèrent que les corps de deux officiers généraux se trouvaient exposés dans le cabinet d'anatomie de l'Ecole de Médecine de Paris. On citait même les noms : MORLAND, tué à Austerlitz, et le colonel BARBANÈGRE, frappé d'un boulet de canon à Iéna. Les deux momies avaient été données à la Faculté par le baron L. (LARREY), chirurgien en chef. Cette nouvelle provoqua le plus vif émoi et, à la fin de cette année 1818, le corps de MORLAND, réclamé par sa famille, lui fut immédiatement restitué et définitivement inhumé à Souilly (Meuse), village natal de l'illustre soldat.

Entre autres personnages qui assistèrent à l'exhumation de Napoléon Ier, figurait un de ses anciens valets de chambre, Noverraz, qui avait été le témoin de la mort de son impérial maître, de la mise en bière et de l'inhumation de son corps. Noverraz avait tenu un journal des principaux évènements auxquels il avait été mêlé ; c'est un feuillet de ce journal que voulut bien nous communiquer M. Edmond de La Harpe (de Vevey), et que nous reproduisons ci-après :

La doublure en satin du quatrième couvert du cercueil s'était détachée et couvrait le corps très régulièrement. Le docteur Guillard l'a prise aux pieds et l'a soulevée doucement, en remontant vers la tête. Le corps était bien conservé ; les mains étaient fermes, ainsi que tout le corps ; son chapeau, son uniforme de chasseur... ses bottes étaient couvertes d'un moisi blanc; tous les intervalles étaient remplis d'un léger moisi qui empêchait de voir les objets mis dans le cercueil, comme les vaisseaux contenant le cœur et l'estomac, de la vaisselle, des aigles, de l'argent et des pièces d'or. L'Empereur était tellement frappant, que les personnes qui n'avaient vu que ses portraits l'ont parfaitement reconnu. On ne jugea pas nécessaire d'en voir davantage. En touchant son menton, le docteur a trouvé que *sa barbe avait légèrement poussé*... Je ne puis pas exprimer l'effet qu'une pareille scène produisit sur les spectateurs. Le cercueil ne resta pas ouvert plus de deux minutes.

L'ouverture du cercueil, à Sainte-Hélène, n'avait eu, en effet, qu'un seul témoin *médical*, le chirurgien de marine Guillard ; mais ce confrère est loin d'être aussi affirmatif que certains l'ont prétendu. Dans son procès-verbal, daté du jour de l'exhumation, 15 octobre 1849, il dit simplement (nous ne donnons que les passages relatifs au sujet) :

...Les téguments... du menton étaient légèrement bleuâtres. Ils empruntaient cette teinte à la barbe, qui *semblait* avoir poussé après la mort... Les doigts portaient des ongles *longs*..., les jambes étaient renfermées dans les bottes ; mais, par suite de la rupture des fils, les quatre derniers orteils dépassaient de chaque côté. La peau de ces orteils était d'un blanc mat et garnie d'ongles... (1)

Comme on le voit, le Dr Guillard est très réservé dans sa relation et il est bien loin d'avoir tenu le propos, prêté au prince de JOINVILLE, qui présidait à l'exhumation du corps de l'Empereur et qui avait, dit-on, constaté que les bottes du cadavre étaient défoncées (*sic*) par les ongles qui avaient poussé ; qu'il avait une barbe assez longue et des cheveux abondants, alors qu'à sa mort, il était rasé de la veille et complètement chauve (2).

Au résumé, cheveux, poils et ongles poussent-ils après la mort ? Le professeur LE DOUBLE est très affirmatif... dans la négative :

Depuis vingt-huit ans que je dirige les travaux anatomiques de l'amphithéâtre de l'Ecole de médecine de Tours, nous écrivait-il, je n'ai *jamais* constaté la poussée de la barbe, des cheveux et des ongles, sur des sujets, hommes ou femmes, morts depuis plus ou moins longtemps.

(1) *Chron. méd.*, 1899, 661.
(2) *Journal*, 25 juillet 1898, sous le titre : *Les ongles de Napoléon.*

Mais alors, comment expliquer le cas du ténor Elleviou, cautionné par Constantin James; celui du major John André, relaté par M. James Spalding (1); enfin, celui de Napoléon Ier, dont le Dr Guillard se porte garant ?

En dépit de ces faits et d'autres encore dûment constatés (2), la pousse des cheveux, barbe et autres poils, paraît incompatible avec la mort ; s'il a *semblé* que la barbe, notamment, ait légèrement poussé, c'est par suite de la rétraction de la peau *post mortem* chez des personnes qui, de leur vivant, usaient du rasoir. L'immersion dans l'alcool ne peut qu'accélérer cette rétraction de la peau. On aura donc pris, le plus souvent, des apparences pour la réalité.

(1) *Chron. méd.*, 1906, 191.
(2) Tel celui rapporté dans le journal *La Lumière*, 20ᵉ année (1901), n° 249, col. 160, d'après l'*Echo du Merveilleux*, 1ᵉʳ juillet 1901.

La Barbe.

Mais c'est assez parlé d'un sujet que vous avez tous droit de trouver macabre ; abordons-en un qui soit un peu plus folâtre : l'historique de la barbe.

Sans plus de préambule, commençons par le peuple hébreu et référons-nous à l'historiographe le mieux informé des *Mœurs anciennes des Juifs*, le Dʳ Ermete PIEROTTI.

A croire notre érudit confrère, la barbe était considérée, par les Hébreux, comme la parure de l'homme, et ils la portaient longue. MOÏSE défendit de la raser. La plus grave insulte que l'on pût faire à un Hébreu, était de lui couper la barbe ; et DAVID vengea d'une manière terrible un outrage semblable, qu'HANUM, roi des Ammonites, avait fait subir à ses ambassadeurs, auxquels il ordonna de rester à Jéricho, jusqu'à ce que leur barbe eût repoussé : ce qui prouve, en passant, que c'était un déshonneur de paraître sans ce signe de virilité dans un lieu où l'on était connu.

*
* *

La barbe est, encore maintenant, un indice de force et un objet de respect non seulement en Palestine, mais dans tout l'Orient. C'est pourquoi les Européens qui vivent au milieu des Arabes, ou qui ont l'intention de retourner parmi eux, la conservent tout entière.

Les Arabes tiennent la barbe en une telle considération, qu'ils jurent par leur barbe et celui qui manque à ce serment sacré s'attire le mépris universel.

C'est par la barbe qu'on lie l'amitié et qu'on fait les affaires ; on se la baise et on se la touche réciproquement, en signe d'accord.

Jadis, une insulte à la barbe entraînait les plus graves conséquences, et si elle n'était pas réparée à temps, il en résultait parfois des guerres et du sang versé.

*
* *

Les autorités turques, à Jérusalem, et les chefs de village, menaçaient d'ôter la barbe et la coupaient même souvent aux menteurs, à ceux qui ne tenaient pas leurs promesses, ou qui n'observaient pas les ordonnances.

Ce ne fut que sous le règne d'ADRIEN que la barbe reprit faveur à Rome. Ce monarque laissa pousser la sienne, pour cacher une excroissance au menton, et tous les courtisans s'empressèrent de suivre son exemple.

*
* *

Au cinquième siècle de Rome, l'art de la coiffure subit une transformation : les hommes, après avoir laissé longtemps croître leur barbe et leurs cheveux, commencèrent à adopter l'usage contraire.

L'an 454 de la République, arrivèrent en Italie les premiers barbiers, venus de Sicile ; cependant, on ne se rasait encore que de temps en temps. Scipion Emilien fut le premier Romain qui se rasa tous les jours (1).

Arrivons, d'une enjambée, au douzième siècle.

Serlon, évêque de Séez, tondit Henri Ier d'Angleterre et sa cour ; la scène se passa dans l'église d'Argentan, toute encombrée de provisions et d'effets, que l'attente de la guerre y avait fait apporter des campagnes environnantes. Le roi et sa suite durent entendre, assis sur des mannes, le sermon que leur fit le fougueux prélat, « qui dit les choses les plus fortes » contre les mœurs dissolues de Robert Courte-Heuse et, interpellant brusquement ses auditeurs, leur demanda s'ils n'avaient pas honte, eux qui avaient été faits à l'image de Dieu, de se rendre semblables à des femmes par leur coiffure ; s'il était convenable à des chrétiens d'avoir la face couverte de poils, à la mode des Sarrasins (2) ; là-dessus, il tira une paire de ciseaux qu'il avait sur lui et s'approcha du roi, qui lui tendit bénignement sa tête.

(1) *Mémoires de Littérature*, par M. de Pastoret, 333.

(2) En 1144, Guillaume de Tyr, décrivant le physique du jeune Baudoin, qui venait de ceindre la couronne royale, quand il arriva à la barbe s'exprima ainsi : « Cheveux avoit fors, le visaige avoit bien vestu de sa barbe, qui estoit une grant avenance (de grande mode) en ce tems. » *Notice des Emaux du Musée du Louvre*, par de Laborde, 394.

Après le roi, ce fut le tour du comte de MEULAN, puis des grands-officiers de la couronne, enfin de tous les chevaliers présents. Et tous ces nobles personnages, exaltés du sacrifice qu'ils venaient de faire, trépignèrent sur leurs toisons, qui jonchèrent le sol.

Ces beaux mouvements n'aboutirent à rien. La mode, plus forte que tout, consacra le triomphe des grandes barbes et des longs cheveux.

Alors, on prit le parti par lequel il aurait peut-être mieux valu commencer : on imposa aux pénitents l'obligation d'être rasés et tondus; c'est à quoi se soumit le roi Louis VII, en expiation des horreurs qu'il avait commises à la prise de Vitry, en Champagne.

*
* *

Deux barbiers ont joué un rôle dans l'histoire, et pas un beau rôle. Il suffit de rappeler leur nom, pour évoquer leurs méfaits.

Pierre de LA BROSSE, qui avait été le barbier de SAINT LOUIS, fut chambellan de PHILIPPE LE HARDI. C'est lui qui, pour perdre la reine Marie dans l'esprit de son époux, et jouir sans partage de la faveur du roi, fit empoisonner Louis, fils aîné de Philippe et de sa première femme, et accusa la reine de ce crime. La vérité se découvrit, et le coupable fut pendu.

L'autre, OLIVIER LE DAIM, barbier de Louis XI, devint successivement gentilhomme de la chambre du roi, comte de Meulan et gouverneur de Saint-Quentin. La haine publique lui fit expier son élévation rapide, et lui aussi fut pendu, comme son digne confrère (1).

*
* *

Au mois de janvier 1521, FRANÇOIS Ier ayant été blessé au visage, on dut lui couper les cheveux, et il laissa croître sa barbe, afin de cacher une cicatrice qui persistait. Les courtisans l'imitèrent, les évêques en firent autant et, de proche en proche, toutes les classes de la société portèrent les cheveux courts et la barbe longue.

Les chapitres métropolitains opposèrent à cet usage une longue et énergique résistance. Ces chapitres refusaient de recevoir dans leur église les évêques barbus : Guillaume DUPRAT, évêque de Clermont, s'étant présenté, le jour de Pâques, à la porte de sa cathédrale, y trouva trois chanoines: l'un, le doyen, armé de ciseaux et d'un rasoir ; le second, tenant le livre des statuts du chapitre ; le troisième, désignant du doigt ces mots du texte : *Barbis rasis*. Tous trois se mirent à crier : *Barbis rasis !* Révérend père en Dieu, *barbis rasis !* Et le doyen brandit le rasoir. Le prélat résista, les chanoines insistèrent.

Guillaume Duprat s'enfuit, poursuivi par le trio persécuteur, et se réfugia dans son château de Beauregard où, troublé de cette scène scandaleuse, indigné de l'affront qu'il avait reçu, échauffé de la course qu'il avait faite, il se mit au lit pour ne plus se relever.

---

(1) Ch. ROZAN, *A travers les mots*.

> *De ce prélat tel fut le sort*
> *Que sa barbe causa sa mort* (1).

** **

Dès 1525, le Parlement avait défendu au peuple de porter de grandes barbes qui, dit l'arrêt, semblent cacher quelque dessein pernicieux contre le repos de l'Etat.

Le triomphe de la barbe ne fut définitif que sous HENRI IV. On la portait alors comme le roi, en éventail, et on employait déjà la cire pour la lustrer et la consolider.

Le fils et successeur d'Henri IV se contenta de la moustache et de la royale.

Louis XIV ne porta que la moustache (2).

---

(1) E. de LA BÉDOLLIÈRE, *Hist. de la mode en France*, 57.

(2) Au temps du grand Roi, la manie du fonctionnarisme sévissait déjà : il fallait être fonctionnaire public, pour avoir le droit de « faire la barbe ». On n'était barbier-perruquier, ou baigneur-étuviste, que moyennant finances ; de plus, ces places étaient héréditaires.

La Moustache.

La vogue de la moustache ne date que de Charles
le Chauve ; ce roi portait les moustaches à la chinoise, c'est-à-dire fort longues et, durant son règne,
ses sujets se modelèrent sur leur souverain.

Au moyen âge, quand on voulait emprunter, on
ne mettait pas, comme de nos jours, sa signature
au bas d'un papier, on donnait un gage au prê-
teur, et ce gage était sa moustache. On était marqué au doigt, si on ne s'empressait de la racheter (1).

Vers la fin du neuvième siècle, on ne porta plus
de moustaches. François Ier les réhabilita ; mais, au
lieu d'être tombantes, elles furent, sous le roi-
chevalier, horizontales, puis relevées.

Les moustaches ont été, tour à tour, prescrites ou
interdites. Une ordonnance de février 1792 défendit aux soldats de les cirer et de les « faire pointer
en poignard » ; un second règlement, postérieur au

(1) Les Egyptiens pouvaient emprunter de fortes sommes, en
déposant le cadavre de leur père entre les mains de leurs créan-
ciers ; ils se couvraient d'infamie, s'ils ne retiraient pas, au
bout d'un certain temps, le gage vénéré. On ne peut guère
comprendre ce trafic des Egyptiens, qu'en se souvenant que
leurs corps morts étaient transformés en momies et parfaitement transportables. La confiance parmi les hommes a fait des
progrès depuis ce temps-là ; une simple signature a autant de
. poids aujourd'hui et lie autant l'emprunteur, qu'autrefois le
dépôt d'un corps mort.

premier de quelques mois, accorda aux seuls grenadiers le droit d'en porter.

En l'an XIII, le port des moustaches était étendu à toute la cavalerie, les dragons exceptés.

Sous l'Empire, les moustaches furent très en honneur : il suffit de se rappeler les grognards de CHARLET et de RAFFET (1).

En 1832, le maréchal SOULT faisait plus qu'autoriser cet ornement velu, il le rendait obligatoire dans l'armée.

Dans la marine, toutefois, les moustaches restèrent interdites. La raison de cette prohibition était purement hygiénique. « En mer, a-t-on prétendu pour justifier la mesure, les effluves salines s'attachent fortement aux poils de la barbe, et si on ne rasait pas la lèvre supérieure, elles occasionneraient des gerçures ou des ulcérations plus ou moins graves. »

Est-ce aussi au nom de l'hygiène qu'on a interdit longtemps le port des moustaches aux garçons de café, aux domestiques de bonne maison, et pardonnez l'irrévérence du rapprochement, à messieurs les avocats? Quoi qu'il en soit, il suffit de contempler les traits des magistrats et des robins de l'ancien régime, pour constater que cette interdiction n'a pas toujours existé ; de même, pour les membres du clergé. Au temps de RICHELIEU et de MAZARIN, tout abbé galant portait la moustache, soigneusement poudrée et pommadée. A l'heure actuelle, du

_____

(1) En mars 1811, tous les officiers et sous-officiers du premier régiment de la Garde impériale, en garnison à Paris, coupèrent leurs moustaches, pour faire un oreiller au roi de Rome.

reste, ne tolère-t-on pas la barbe aux prêtres dans certains diocèses, et notamment aux missionnaires et aux aumôniers qui vivent dans les colonies ?

*
* *

On a souvent discuté la question de l'utilité de la moustache et de la barbe, au point de vue hygiénique. Résumons, en quelques lignes, les arguments que mettent en avant partisans et adversaires.

Les hommes rasés s'enrhument moins facilement que les moustachus. L'action de se raser tous les jours constitue un procédé antiseptique, détruisant régulièrement les germes morbides qui, autrement, se logent et se développent dans le fourré de la moustache (1). Après tout, cette explication en vaut une autre.

Mais à cela les tenants de la moustache répliquent : que celle-ci, à la manière des sourcils pour les yeux, défend la bouche et les fosses nasales, en arrêtant mécaniquement les corps étrangers qui auraient tendance à y pénétrer.

Le professeur ALISON, d'Edimbourg, ayant conseillé aux tailleurs de pierre de laisser croître leur barbe et leur moustache, remarqua qu'il avait réussi, par ce moyen, à les protéger contre l'aspiration des poussières siliceuses, dont l'absorption leur était des plus funestes. On a observé, d'autre part, que, dans les régiments, les soldats qui laissent croître leur barbe sont beaucoup moins

(1) *Chron. méd.*, 1910, 49.

éprouvés par les refroidissements que ceux qui se rasent régulièrement.

Les statisticiens sont alors entrés en lice. La première enquête, due à M. Szokalsky, porte sur 53 sujets vigoureux, bien portants, âgés de 25 à 40 ans, employés au chemin de fer de Lyon, alors en construction (1849), et qui firent couper leur barbe à peu près en même temps.

Tous éprouvaient, après l'abrasion de leurs barbes, moustaches et favoris, une sensation pénible de froid, sur les parties de la face dénudées subitement ; mais quatorze d'entre eux se sont bientôt accoutumés à l'impression de l'air, et n'ont eu à supporter aucun dommage de ce changement dans leurs habitudes. Les autres furent moins heureux, ceux surtout qui furent surpris, après l'abrasion, par le temps pluvieux et froid, excessivement pénible dans les gorges de Bourgogne.

Ainsi, poursuit M. Szokalsky,

J'ai compté 27 cas de maux de dents, parmi lesquels il y avait 11 névralgies dentaires et faciales ; 16 cas de fluxions gingivales, avec ou sans abcès ; 13 cas de carie dentaire ancienne, qui étaient évidemment activés par l'abrasion, et qui exigeaient l'avulsion des dents. Les névralgies étaient fort difficiles à guérir. Deux étaient rebelles et n'ont cédé que lorsque la barbe eut repoussé de nouveau.

La maladie la plus fréquente, après les maux de dents, était le catarrhe nasal, simple ou compliqué de l'irritation de la gorge : j'en ai observé 23 cas, dont plusieurs présentèrent une opiniâtreté remarquable ; chez les sujets lymphatiques, je comptai six fois le gonflement des glandes submaxillaires ; deux malades effrayés se hâtèrent de laisser repousser leur barbe.

Pour Mercer Adams, la barbe maintiendrait l'intégrité des dents et des organes de la cavité buccale. Pour ce même auteur, les mécaniciens et chauffeurs de chemins de fer, exposés aux troubles atmosphériques, aux modifications brusques de température, aux poussières de cendres de charbon, ont adopté, spontanément et sans entente préalable, le port de la barbe pour s'en préserver.

D'une enquête à laquelle Adams s'est livré, il résulte que, sur 145 employés du *Great Eastern Railway*, 16 se rasaient, 77 laissaient croître leur barbe et 42 barbe et moustaches.

Récemment, il a été démontré que la paralysie faciale *a frigore* était presque toujours observée chez des sujets ne portant pas de barbe.

An medico barba? En d'autres termes, le médecin, et plus spécialement le chirurgien, doit-il sacrifier sur l'autel de l'antisepsie sa barbe, qui, à entendre certains, serait le bouillon de culture idéal pour les microbes de toute espèce? Chacun, sans doute, continuera, au gré de son caprice, à porter cette toison faciale, jusqu'au jour où on exigera ce nouveau sacrifice au nom de la sacro-sainte Hygiène.

Il fut un temps où l'on n'avait pas la liberté du choix. Quand l'*Alma Mater* l'avait décidé, il ne restait qu'à s'incliner. Ainsi en fut-il, le 25 mars 1599, jour où, sur la demande de l'un de ses membres, la Faculté de Médecine de Paris décidait que les bacheliers, admis ce jour-là même, devraient se pré-

senter sans leur barbe. Les registres de la Faculté
ont été jusqu'à conserver le nom des victimes !

Un peu plus tard, devant ladite Faculté, était soutenue une thèse portant pour titre : *An medico
barba ?* S'il nous en souvient, le candidat concluait
par la négative ; mais nous n'affirmons rien.

Certains obstétriciens, MAURICEAU entre autres,
étaient d'avis que les accoucheurs, du moins, devaient porter leur barbe entière, afin d'atténuer les
dangereux effets d'un physique agréable sur de
trop inflammables clientes.

Ceux qui entreprennent la croisade nouvelle se
placent à un autre point de vue, non moins respectable, le point de vue microbien : c'est comme
refuge et agent de dissémination des microbes
qu'ils condamnent la barbe. Cette opinion peut se
défendre, encore que la bactériologie de la barbe
n'ait pas été, que nous sachions, l'objet d'études
sérieuses et approfondies.

A Dieu ne plaise de toucher à l'arche sainte de
l'Hygiène, mais ne pensez-vous pas que des soins
de propreté ordinaires, à la rigueur un lavage antiseptique après chaque opération ou visite à un malade contagieux, suffiraient amplement?

Pour peu que nous laissions faire ces microbophobes, ils en viendront à demander notre tête —
pour la tondre et non la couper, — heureusement !

LES MUSCLES

L'Éducation musculaire.

Qui n'a entendu, autour de soi, parler de maisons hantées, d'esprits frappeurs ? Les incrédules sourient, soupçonnant la mystification, les pusillanimes tremblent, les savants enquêtent.

Ces bruits sont-ils imaginaires ? Pas toujours, car des hommes de bonne foi, des observateurs prudents, et qui ne sauraient passer pour des naïfs, en ont constaté l'existence.

Mais quelle en est l'origine, le point de départ ?

Ici, les explications abondent ; nous n'en voulons retenir qu'une, parce qu'elle émane d'une source autorisée, et qu'à tout prendre, elle ne manque pas d'ingéniosité.

Le docteur Austin Flint (de Chicago), a saisi, pour ainsi dire, le phénomène sur le fait. Il a remarqué que certains médiums produisent cette étrange cacophonie, en frottant leur tibia contre l'extrémité inférieure du fémur. D'autres médecins, comme Velpeau, avaient surpris l'origine du bruit qui met tant de cervelles à l'envers, dans l'articulation de la hanche ou dans celle de l'épaule. Il n'est pas jusqu'à la rotation volontaire de la colonne vertébrale, qui ne donne l'illusion d'entendre un mécanisme de tourne-broche.

Mais on peut encore exécuter une musique, aussi étrange que variée, au moyen du tendon du muscle de la jambe que les anatomistes nomment le *long péronier latéral*. Le physiologiste SCHIFF, de Genève, était arrivé à exécuter, par ce moyen, de véritables airs, voire la *Marseillaise*, et dans les congrès, grâce à ce plaisant intermède, il avait le don de dérider ses collègues les plus graves. Il se faisait d'autant mieux entendre, qu'il avait le pied plus tendu et plus solidement fixé. En posant la main sur cet instrument d'un nouveau genre, on sentait très nettement le tendon se déplacer dans sa gaîne et frotter la malléole.

*
* *

Un roi de Castille fut surnommé le *Justicier*, à la suite d'une aventure où les claquements de l'articulation des genoux firent découvrir un meurtrier.

Un homme avait été tué, pendant la nuit, dans la capitale du royaume. Le monarque insista pour qu'on recherchât le coupable, et qu'on lui infligeât le châtiment inscrit dans la loi. Le chef de la police répondit au roi que l'auteur de l'attentat lui était connu, mais qu'il était le seul qu'il ne pût dénoncer. — Et pourquoi cela? répliqua le souverain — Parce que c'est vous-même ! Le roi, en effet, était le seul qui fit entendre dans la marche ce bruit et ce claquement articulaires, si caractéristiques.

Une femme, témoin du haut de sa fenêtre de l'attaque nocturne, avait surpris ce bruit chez un homme qui s'enfuyait : d'où la découverte du coupable. Bien qu'il n'eût attaqué que pour se dé-

fendre contre des malandrins, qui le poursuivaient
l'arme à la main, le roi ne voulut pas que la justice
interrompe son cours en sa faveur ; il exigea que
fût exécutée la sentence qu'il porta sur lui-même,
mais en effigie : la statue royale, placée au carre-
four voisin du lieu du meurtre, eut la tête coupée (1); et tout le monde se déclara satisfait.

Le célèbre médecin PORTAL parle, dans un de ses
ouvrages, d'une famille dont les muscles du nez
et les lèvres affectaient une telle disposition, les
cartilages du nez une telle mobilité, que leur mouvement suivait celui du discours, et que la pointe
du nez s'élevait ou s'abaissait à toutes leurs paroles (2).

Dans le domaine des muscles peauciers, on a cité
des exemples de contraction volontaire du peaucier
du cou, du muscle occipital : c'est grâce à lui et au
frontal (muscle épicrânien) que le cuir chevelu peut
rouler sur la voûte du crâne.

Ce mouvement d'ondulation, commun chez le
singe, très puissant chez le gorille, se rencontre
chez quelques sujets : DIDEROT, dans le feu de la
discussion, faisait mouvoir avec force son occipito-
frontal ; le Dr CHARPY, auquel nous devons la connaissance de cette particularité, ajoute qu'il a per-

(1) *Guide des Goutteux*, de Reveillé-Parise, par EDOUARD CAR-
RIÈRE, 245-6.
(2) P. LUCAS, *Traité de l'Hérédité*, t. I, 197-199.

sonnellement connu quelqu'un qui pouvait faire contracter à volonté ses muscles auriculaires, le tenseur du tympan et le muscle épicrânien ; chez certains, cette action sur le peaucier du crâne coïncidait avec la faculté d'accélérer notablement les battements cardiaques, cela à volonté, et en état de repos complet.

Un autre phénomène, non moins extraordinaire, est celui qu'offrait un jeune Italien, doté de deux cœurs. L'un d'eux, celui de droite, réalisait toutes les fonctions cardiaques normales ; tandis que l'autre, qui devait être le bon, restait insensible et immobile. En plus de ces deux cœurs, l'individu avait deux côtes de plus que n'importe quel autre mortel normalement constitué. Malgré cela, il était d'une santé excellente et avait fait son service militaire dans la cavalerie.

*
* *

Il est un animal, le caméléon, qui jouit du privilège, si c'en est un, de mouvoir chacun de ses yeux isolément.

*
* *

« Dans de certaines conditions déterminées, écrit le Dr CULLERRE (1), nombreux sont les exemples de prodiges obtenus par la répétition, persévérante et inlassables, d'actes volontaires. » Il y eut longtemps, sur une place de Lyon, un homme qui exécutait avec son pied de beaux dessins calligraphiques.

(1) *Les Enfants nerveux*, 237-8.

Chez les sujets qui vont pieds nus, les mouvements d'écartement reprennent une partie de leur amplitude et de leur adresse. Ce fait est commun chez les Orientaux, Indous, Javanais, Chinois.

Les Japonais, hommes et femmes, se distinguent, entre tous, par la dextérité de leur gros orteil. Ils s'en servent pour conduire le gouvernail, tendre l'étoffe sur laquelle la main travaille, pour coudre, pour tisser. C'est une pince délicate, qui tient parfaitement une aiguille. Certains faits montrent qu'il pourrait en être de même chez les Européens, s'ils s'exerçaient de la même façon.

On a cité la mobilité du gros orteil chez les marins, les résiniers des Landes, qui grimpent pieds nus ; mieux encore, chez les équilibristes et bateleurs de tous les temps (1).

Qui n'a vu l'*artiste-tronc* Kobekoff, ectromèle privé de ses quatre membres, et possédant seulement du côté droit un moignon deltoïdien, long de vingt centimètres ?

Avec ce moignon et le concours de sa joue, de son menton, de sa paroi thoracique, il exécutait de véritables mouvements d'adresse : il prenait un verre plein et le portait à la bouche, enfilait

(1) De l'action de la volonté sur les muscles, par M. CHARPY, professeur à la Faculté de médecine (*Archives médicales de Toulouse*).

une aiguille, tirait un coup de pistolet, écrivait d'une belle écriture.

*
**

On sait que le *crémaster*, ou muscle releveur du testicule n'est, chez l'homme, que le reste, très variable, de la poche contractile qui, chez les animaux, fait rentrer le testicule dans l'abdomen après la période sexuelle. A l'état habituel, il se contracte presque uniquement, uniquement peut-on dire avant la puberté, par voie réflexe, soit comme muscle défensif (froid, excitants extérieurs, toux, émotions) ; soit comme auxiliaire génital dans la copulation. Mais Otto Ammon, qui a fait de nombreuses recherches sur les soldats, à l'instigation de Wiedersheim, a observé que ce muscle est susceptible d'éducation.

Au début, dans la majorité des cas, il ne se contracte que d'une manière réflexe, involontaire; dans une seconde période, en concentrant son attention et après des tentatives répétées, le sujet apprend à le contracter volontairement, mais encore synergiquement avec les muscles de la paroi abdominale et surtout avec les grands droits ; dans une troisième phase, la contraction du crémaster est indépendante et autonome : l'homme relève à volonté et au commandement, son testicule, d'une hauteur de quelques centimètres. C'est affaire d'exercice (1).

*
**

M. de Varigny, relatant le cas d'un jeune Américain qui avait le pouvoir de dresser le poil à

(1) Dr Charpy, *loc. cit.*

volonté, invoque le témoignage d'un de nos distingués confrères, le docteur E. de LA HARPE, de Lausanne, qui peut en faire autant et procède ainsi :

Je contracte, dit-il, les muscles des oreilles, de manière à les porter en arrière ; je contracte aussi les muscles du trapèze, qui porte les épaules en arrière : en somme, le mouvement que fait une personne qui a un frisson subit. A ce moment, je sens un frisson, parti de la nuque, s'étendre plus ou moins bas le long de la colonne vertébrale, et envahir les bras toujours, les jambes quelquefois. A ce frisson succède l'érection des poils et la production de la chair de poule. Mais, chez moi, l'intensité du phénomène n'atteint pas celle que vous décrivez, et les poils ne tardent pas à se coucher.

M. de LA HARPE ajoute qu'il est sensible au froid, et que l'horripilation volontaire est grandement facilitée chez lui par la sensation du froid en hiver.

*
* *

Certains athlètes arrivent à porter des poids considérables avec leurs dents, grâce à quelques accessoires que l'on connaît. Le plus souvent il s'agit d'un crochet de fer, dont l'anneau passe dans une boucle de cuir plat, taillé d'après les arcades dentaires de l'athlète. La face supérieure de ce morceau de cuir est épaissie par d'autres couches de cuir, de façon qu'il y ait adaptation assez parfaite avec la voûte palatine. Au moment de l'emploi, l'athlète applique la partie bombée sur son palais, et mord avec les dents la partie étalée. Ce sont aussi les muscles de la face et du cou qui travaillent.

D'autres athlètes aident à ce travail, en ajoutant à l'appareil intra-buccal un crochet, réuni par un

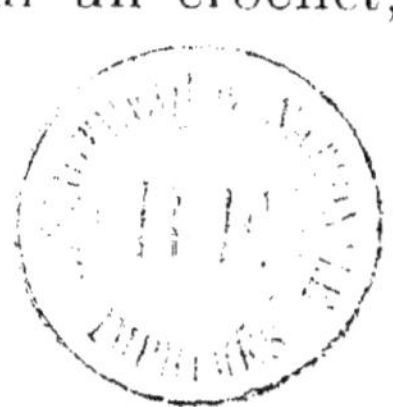

7

filin d'acier à une ceinture pelvienne. D'autres encore accrochent les objets soulevés à l'aide d'une ceinture de cuir présentant un bourrelet.

*
* *

On s'est souvent extasié sur la force musculaire des fourmis, comparée à celle de l'homme. Or, des expériences récentes ont établi que tout nouveau-né, sain et bien constitué, possède une force extraordinaire dans les fléchisseurs de l'avant-bras. Durant les premières heures de la vie, un enfant, suspendu à une baguette ou au doigt de l'opérateur (au-dessus d'un berceau ou d'une couverture bien tendue), supporte le poids de son corps pendant dix secondes ; et ce tour de force peut se prolonger, chez certains sujets très vigoureux, pendant deux minutes et demie. Dans 98 pour 100 des cas, la suspension par la poigne dure dix secondes au moins pour des bébés âgés de moins d'une heure ; dans 19 pour 100, une demi-minute ; dans 4 pour 100, près d'une minute.

Quatre minutes après la naissance, la force s'est accrue et 98 pour 100 des enfants restent suspendus une demi-minute. Mais, dès le quinzième jour, le pouvoir suspensif atteint son maximum; la plupart des nourrissons ne dépassent pas une minute et demie dans cet exercice de barre fixe, mais quelques-uns atteignent deux minutes, et un jeune hercule a pu même soutenir, par les bras, le poids de son corps *pendant deux minutes et trente-huit secondes ;* au bout de ce laps de temps considérable, il lâcha prise de la main droite, pour demeurer suspendu par la main gauche pendant quinze secondes encore.

Deux minutes trente-huit secondes à la barre fixe, combien d'adultes ne pourraient en faire autant ! Voilà qui prouve que, si nous savions cultiver les aptitudes dont la nature nous dote à notre naissance, nous devrions tous être d'étonnants gymnastes.

*
* *

Sous le titre *d'acrobatisme lingual*, le Dr A.G. TAPIA, de Madrid, a publié (1) l'histoire d'un malade, dont la langue, anormalement mobile, lui permettait d'accomplir de véritables tours d'adresse. C'est ainsi qu'il a pu diagnostiquer lui-même une hypertrophie de l'amygdale pharyngée.

Il ferme à volonté l'une ou l'autre choane : pour le prouver, il fume et renvoie la fumée alternativement par la fosse nasale laissée libre. Il introduit la langue, par les choanes, dans les fosses nasales : on peut le constater par la rhinoscopie antérieure, après badigeonnage avec de l'adrénaline.

Il vérifie la forme et le volume de son amygdale pharyngée et analyse les détails anatomiques du rhino-pharynx, touche le bord postérieur du septum, la queue des cornets, l'orifice des trompes.

Il est intéressant de remarquer qu'il réalise tous ces mouvements sans éducation préalable.

Il y a quelques années, le docteur RODIER présentait à la *Société de stomatologie* un cas des plus

(1) *Revue hebdomad. de laryngologie, d'otologie et de rhinologie*, 7 juillet 1906 ; analysé par la *Presse médicale*, 8 sept. de la même année.

curieux de *langue prenante :* c'était un homme de quarante et un ans, de taille et corpulence fort au-dessus de la moyenne, qui avait l'étrange faculté de replier sa langue sur elle-même dans un bon tiers de sa longueur, et qui pouvait saisir, dans cette flexion forcée, un porte-plume, un crayon et même un simple fil, qu'il tenait relativement serré.

Voilà qui peut paraître singulier, et je vois d'ici voltiger un sourire d'incrédulité sur les lèvres de ceux et celles qui me font la grâce de me lire. Sans doute, les étonnerai-je bien davantage, en leur assurant que les muscles qui paraissent le plus échapper à l'action de la volonté sont susceptibles d'éducation et finissent par obéir aux mouvements que nous leur imprimons.

Ne se fait-on pas des bras vigoureux par la gymnastique, et des jarrets solides par la marche? On peut de même se faire une physionomie, et l'expression du poète : « savoir se faire un front qui ne rougit jamais » n'est pas une métaphore, mais l'expression d'une réalité. Ne dit-on pas également : « se composer un visage »? Rien de plus exact; et ceux qui font métier de mimes nous le démontrent avec un talent qui touche parfois au génie.

L'art des comédiens ne consiste-t-il pas, pour une bonne part, à bien connaître le mécanisme musculaire de leur physionomie, afin de le faire mouvoir à leur gré? Le squelette de la face n'entre que pour très peu de chose dans l'expression du visage ; la figure proprement dite est presque tout entière composée de parties molles, de muscles, que nous mettons en mouvement à notre fantaisie.

Combien est-il de sujets qui, utilisant ou non une disposition originelle, développent, perfectionnent certains de leurs muscles expressifs ? Au début, les acteurs ne jouent presque jamais de la physionomie, ils n'y arrivent qu'à la longue, en cherchant à acquérir la perfection, la maîtrise de leur art.

Les comiques travaillent surtout des muscles de la lèvre supérieure et du nez ; un d'entre eux disait au docteur Charpy qu'il avait découvert quarante manières de remuer le nez !

Les tragiques opèrent plutôt sur le front et la lèvre inférieure. Talma arrivait de la sorte à obtenir des effets surprenants. L'acteur Cooke exprimait à merveille la férocité et la haine, en retroussant sa lèvre supérieure, qui mettait à découvert une canine acérée. Un autre acteur anglais, le fameux Garrick, jouait de ses muscles comme de touches de piano ; il exécutait une gamme du visage, en passant de toutes les nuances de la joie la plus vive à celles de la plus profonde douleur.

Il est des sujets qui peuvent, sans le secours d'aucune grimace, présenter dix visages différents, à quelques secondes d'intervalle ; et ces transformations successives, ils ne les obtiennent que par la seule contraction musculaire. L'acteur italien Novelli et notre mime Séverin sont capables de ce tour de force. Mais il y a mieux : il est des sujets qui peuvent dissocier les deux moitiés du visage et, tandis que l'une reste inerte, l'autre présente une expression des plus mobiles.

On raconte qu'un acteur du Théâtre-Français, nommé Dupont, doué d'une facilité merveilleuse pour faire exprimer aux muscles de son visage des

sentiments divers, se mettait de profil, et pendant
que la moitié de son visage, qui était vue par les
spectateurs, pleurait, l'autre moitié faisait des gri-
maces au camarade qui était derrière lui.

Ces faits, tout le monde a pu les observer plus
ou moins ; de même, on a pu remarquer l'habileté
qu'acquièrent, dans leur métier ou leur profession,
certains ouvriers pour le maniement de leurs outils;
certains acrobates pour les jeux d'adresse. Ce n'est
pas, comme on pourrait le croire, un don de nature, c'est plutôt une disposition spéciale du système locomoteur, que ceux qui en sont pourvus
développent dans le sens que la nature leur indique.

*
* *

Peut-être en est-il, parmi vous, qui ont vu, sur
quelque scène de music-hall, celui qu'on avait baptisé l'*Homme-Protée* ? Simon AICHER, dit l'*Homme-
Protée*, avait cette faculté singulière de contracter
certains muscles rebelles, d'ordinaire, à l'éducation. Il cultiva ce don naturel, et, racontait-il,
« grâce à un exercice continu et à une force de volonté peu commune », il produisait les transformations les plus inattendues. Il contractait instantanément ses muscles droits de l'abdomen, qui devenaient durs comme une barre de fer ; et, non
moins subitement, il relâchait sa paroi abdominale,
qui paraissait souple et molle comme un linge. Mais
ce qu'il avait le plus perfectionné, c'était le jeu des
peauciers du cou : il contractait à volonté le peaucier droit ou le gauche, ou bien tous les deux alternativement, de manière à leur faire exécuter une

sorte de *trot musculaire*, suivant l'expression très imagée du docteur Charpy. Parfois, il contractait le bord antérieur seul ou le bord postérieur seul de chaque muscle ; et, dans tous ces exercices, le peaucier se détachait en relief, comme une lame puissante, visible par tous les spectateurs. Il simulait à volonté un pendu, une statue de marbre, un cadavre. Il gonflait son ventre, comme un hydropique ou, au contraire, le creusait en bateau. A certain moment, toute la masse intestinale semblait avoir disparu : cette masse, il la ramassait en boule, la faisait monter et descendre, monter de droite à gauche, etc. (1)

*
* *

Un athlète américain, qui s'est exhibé naguère à Paris, possédait aussi la faculté de faire jouer ses muscles, comme s'ils étaient indépendants les uns des autres. Les muscles de ses avant-bras, de ses cuisses, se contractaient, puis se détendaient, sans aucun mouvement des membres. Ses biceps montaient jusqu'à l'épaule, ou descendaient jusqu'aux coudes. Les muscles du dos roulaient en boule, montant et descendant à volonté, comme mûs par

(1) Le Dr Roux, de Brignoles (*Soc. de chir. de Marseille*) a publié la curieuse observation d'un homme de 26 ans, qui pouvait à volonté se luxer le tibia sur le fémur. Le mouvement se faisait autour d'un axe vertical, ayant comme centre le condyle fémoral externe ; le plateau tibial interne était projeté en avant, d'un huitième de circonférence environ ; la contraction des muscles de la patte d'oie le ramenait en position normale. Cette luxation n'était possible que dans la fixation du genou à angle droit.

des ressorts invisibles. On assistait à une véritable cascade de muscles.

*
* *

Une tête d'une mobilité extraordinaire était celle de l'artiste H. Costa.

Cet homme, âgé de trente-deux ans, était capable de retourner complètement sa tête, autrement dit de lui faire exécuter un mouvement de rotation de 180 degrés. Il finissait par amener la figure complètement en arrière ; inutile d'ajouter qu'il ne restait que quelques secondes dans cette position incommode.

Mais nous en avons dit assez pour montrer que, s'il est nombre de muscles que nous sommes parvenus à asservir, il en est d'autres que nous abandonnons à leur inaction, et sur lesquels l'influence de la volonté pourrait s'exercer avec profit. Nous oublions trop l'aphorisme, si souvent vérifié : « la fonction fait l'organe ».

LE SQUELETTE

Les Os, en général.

La Moelle des Os.

On sait que, dans le langage figuré, les expressions proverbiales : *sucer jusqu'à la moelle, corrompre jusqu'à la moelle des os,* sont en quelque sorte superlatives, et désignent les parties les plus profondes de l'être humain.

A l'époque où les sorciers étaient investis, par le vulgaire, de pouvoirs mystérieux, on croyait qu'au moyen de conjurations et de pratiques diaboliques, ils arrivaient à soustraire cette précieuse substance, comme, en certaines de nos provinces, les « ribotteurs » soutirent le lait des vaches, ou le rendent impropre à faire du beurre.

Lorsque, sans cause apparente, des individus, naguère pleins de santé, dépérissaient tout à coup, on ne manquait pas d'accuser les sorciers de leur avoir enlevé la moelle. Ces croyances ne sont peut-être pas complètement éteintes ; on en trouve, tout au moins, la trace dans un conte recueilli à Menton, il y a une trentaine d'années.

Une sorcière se vantait d'avoir dérobé la moelle des os d'un fils de roi, et de l'avoir mise dans un pot de terre, soigneusement caché ; elle l'avait réduit à une si grande faiblesse, qu'il ne lui restait plus qu'un jour à vivre. Mais l'adolescent royal

put recouvrer la santé lorsqu'on retrouva le pot.
et qu'on lui restitua la moelle qui lui avait été
enlevée.

*
* *

On a cru, dans l'antiquité, que quelques individus avaient les os solides et sans moelle ; on les reconnaissait, d'après Pline, à deux signes : ils
n'avaient pas soif, et ils ne suaient pas.

En Haute-Bretagne, la croyance populaire, sans
partager entièrement cette opinion, prétend qu'il
y a des saisons où les os n'ont pas de moelle.

En Normandie, on les assimile, à ce point de vue,
aux coquillages : comme eux, ils sont sous l'influence de la lune, et pendant le décours, les uns
et les autres sont vides, ou peu s'en faut (1).

Les Os sonores.

Un fait que tout le monde peut constater :
si l'on crie à proximité d'une table servie, il est des
verres qui, esclaves de l'acoustique, vibrent à l'unis-
son. Il paraît que certaines personnes sont douées
d'os à tel point sonores, qu'ils répondent également
à certaines notes de la gamme.

Le célèbre CARUSO était dans ce cas, et un journal
étranger nous assure qu'il ne voulait plus avoir
Mlle MARY GARDEN pour partenaire, parce qu'elle
disposait de deux notes qui faisaient frémir l'ossa-
ture entière du chanteur, fort incommodé par cette
sympathie.

(1) *Revue des Traditions populaires.*

La Vertu thérapeutique des Os.

Dans le pays de Liége, on fait passer les verrues en les frottant avec un os de mort ; c'est aussi avec un ossement qu'on touche les dents malades, remède également usité en Hollande et considéré comme infaillible : l'ancien médecin MARTIUS recommandait surtout, en ce cas, la friction faite avec un fémur (1).

En Ecosse, on employait avec confiance, contre l'épilepsie, la cendre d'ossements humains, surtout celle du crâne. Comme d'habitude, les ossements d'un homme guérissaient une femme; et, réciproquement, ceux d'une femme étaient efficaces pour un homme.

Au XVIIe siècle, en Angleterre, on faisait des cataplasmes pour les goutteux avec de la terre ou du mucilage grattés sur un tibia humain, qui leur communiquait sa vertu (2).

En Poitou, pour empêcher les enfants d'uriner au lit, on leur fait manger des os de mort ; les adolescents qui ont cette infirmité s'en débarrassent, en buvant quelque liqueur dans laquelle on a fait tremper des ossements (3).

*
* *

La médecine superstitieuse, et même quelquefois celle qui se prétend scientifique, ont fait usage des

---

(1) THORPE, *Northern Mythology*, t. III, 339 (*Revue des Traditions populaires*).

(2) BLACK, *Folk-Medicine*, 96, 108 ; AUBREY, *Remains of Gentilism*, 165.

(3) SOUCHÉ, *Croyances*, etc., 29 et 48.

ossements humains ; suivant Pline, les ulcères circonscrits avec un os de mort ne feraient plus de progrès (1).

Les Andamanais portent souvent autour de la partie malade de leur corps des ossements humains; dans leurs maladies, ils en font un emploi fréquent ; en cas de fièvre, ils les attachent, en collier très serré, autour de la tête ou d'autres parties du corps, si la maladie est accompagnée de douleur à ces parties ; on les applique, au reste, dans presque toutes les maladies. On croit qu'ils guérissent le malade et protègent celui qui les porte contre les machinations du mauvais esprit ; l'âme du défunt, contente que ses os soient ainsi portés avec respect, intervient et le chasse loin du malade, qui est même, en portant des colliers d'ossements, préservé des maladies à venir (2).

Au moyen âge, pour être guéri de la fièvre, on se suspendait autour du cou un os de mort, aussitôt après l'Elévation. Les *Admirables secrets du Grand Albert* assurent qu'il guérit de la fièvre quarte celui qui le porte, sans qu'il soit besoin d'autre cérémonie et que, si on le pend au col d'une personne qui ait mal au ventre, il apaise en peu de temps la douleur.

*
* *

Dans certains pays, on croyait s'assimiler les vertus des défunts, en s'incorporant une partie de leur substance : on en trouve de nombreux exemples

(1) *Histoire naturelle*, l. XXVII, c. II.
(2) E.-H. Man, 16-19.

dans l'anthropophagie. Ceux-ci sont moins fréquents, en ce qui concerne les ossements; toutefois, les Caraïbes buvaient les cendres de leur chef, après les avoir fait dissoudre, pour s'approprier leurs qualités et s'assurer leur bienveillance; les Tasmaniens regardaient comme efficaces les râclures d'ossements, et l'eau dans laquelle elles avaient été trempées passait pour avoir la vertu de guérir ; certaines peuplades du Brésil buvaient aussi de l'eau dans laquelle ils avaient mis de la cendre d'ossements.

Au Gabon, les os calcinés d'un blanc entraient dans la composition d'un talisman infaillible à la guerre ; les Indiens de la Guyane pensaient être invulnérables, s'ils avaient sur eux des ossements humains (1).

A bord des navires où, pourtant, la présence d'un cadavre passe pour soulever des ouragans, on a vu souvent embarquer, pour garantir du naufrage, une tête de mort, ou d'autres ossements ; en Angleterre, on portait jadis une rotule, comme talisman contre la noyade (2).

La fragilité héréditaire des Os.

Dans un travail, publié dans les *Proceedings of the National Academy of Sciences*, de Washington, MM. Davenport et Conard, après une étude prolongée sur la fragilité héréditaire des os, maladie constitutionnelle qui se manifeste par des fractures se produisant au plus léger choc, arrivaient à cette conclusion, que l'hérédité de l'ostéopsa-

(1) Lubbock, *L'homme avant l'histoire*, 467 ; *Tour du Monde*, I. XII, 290, etc.
(2) Bassett, *Legends of the Sea*, 458, 470.

thyrose, comme ils l'appellent, est directe. Le facteur déterminant l'état anormal des os est dominant, c'est-à-dire qu'il a une force spéciale, une tendance très prononcée à s'affirmer. Aussi, est-il très rare que l'anomalie saute une génération. On a souvent invoqué quelque trouble du métabolisme maternel ; c'était à tort. On connaît des cas où un seul des jumeaux est atteint, l'autre étant normal.

Il semble y avoir une connexité entre la fragilité héréditaire des os et la coloration bleue de la sclérotique, mais la chose n'est pas démontrée.

L'os qui se brise le plus souvent est le fémur, et parfois dès la naissance; puis vient l'humérus et, ensuite, la clavicule. On connaît des sujets qui, avant la puberté, ont eu vingt fractures et davantage.

Les statistiques réunies par MM. Davenport et Conard font voir que tout parent ayant présenté de l'ostéopsathyrose durant sa jeunesse, aura au moins la moitié de ses enfants atteints de la même infirmité. Mais deux parents, appartenant l'un et l'autre à des familles fragiles, mais n'ayant pas présenté eux-mêmes de fragilité durant leur jeunesse, ont normalement des enfants tous sains, tous solides (1).

Une Ostéomalacie historique.

Le duc d'AIGUILLON, qui succéda à CHOISEUL au ministère, en 1771, mourut en 1782, à 62 ans, les

(1) *Débats,* 5 janvier 1916.

os liquéfiés : « les os comme de la cire pendant la canicule » Soulavie, *Mém. du règne de Louis XIV*, I.

La science a-t-elle relaté beaucoup d'observations de ce genre ?

La Peinture des Os.

Parmi les rites qui avaient pour but d'honorer les morts, on doit signaler la coutume de peindre leurs ossements ; elle n'est pas très répandue ; elle existe, limitée à la tête, chez les Andamanais et à Mallicolo. Les Indiens de l'Amérique du Sud l'ont, aussi, pratiquée autrefois.

Dans certains ossuaires de la Patagonie, on trouve des squelettes complètement peints en rouge. Ces os peints rappellent l'ancienne coutume, aujourd'hui délaissée, qu'avaient certaines tribus de préparer les squelettes de leurs morts en peignant les os, quand les parties molles avaient disparu, avant de les déposer dans les tombeaux des ancêtres. M. Moreno, auquel on doit beaucoup d'observations sur ce sujet, croit que cette peinture était un privilège réservé aux guerriers morts en combattant leurs ennemis, et quoique la tradition soit muette, il lui semble qu'ils ont été décorés ainsi, pour montrer qu'ils ont été guerriers ; on sait que, maintenant encore, quand les Indiens vont à la guerre, ils se peignent la face en rouge ou en noir, pour terrifier leurs ennemis (1).

(1) *Revue d'anthropologie*, t. V, 583.

Poésie sur les Os.

Scipion ABEILLE, médecin du XVIIᵉ siècle, a écrit en vers une *Nouvelle histoire des os, selon les anciens et les modernes* (1685).

Ce chirurgien-poète a exprimé en prose les détails purement descriptifs et anatomiques ; il a réservé pour la poésie l'indication des fonctions et des usages auxquels servent les os. Ecoutons-le décrire l'os *coronal :*

> Cet os est des plus curieux,
> Il a part à l'honneur de porter la couronne.
> Il sert de domicile aux yeux
> Et ce nom sacré qu'on lui donne
> Doit être respecté des hommes et des dieux.
> Toutes les passions de l'âme
> S'impriment aisément sur lui :
> La crainte, le chagrin, la paresse, l'ennuy ;
> Tout ce que la vengeance trame,
> La bonne, la mauvaise humeur,
> Il découvre enfin tout, jusqu'aux secrets du cœur...

La Tête.

La tête comprend : le crâne et la face.

A. — Le Crâne

Les gens à la tête dure.

Après la bataille gagnée par Cambyse sur Psammétique, on distinguait, parmi les morts, les Egyptiens, qui avaient toujours la tête nue, à l'extrême dureté de leurs crânes; au lieu que les Perses, coiffés de leurs grosses tiares, avaient les crânes si tendres, qu'on les brisait sans effort. Hérodote lui-même fut, longtemps après, témoin de cette différence.

*
* *

Le médecin philhellène Pouqueville, qui voyagea en Grèce et à Constantinople de 1798 à 1801, expose les faits suivants (v. *Nouvelle Biblioth. des Voyages*, t. 12, 383) :

Une observation que je n'ai vue consignée nulle part, me disait plaisamment M. R..., et qui méritait bien une place dans une relation, serait une considération « sur les têtes de Constantinople » ; car, outre qu'elles sont parées de turbans et de coiffures, qui varient suivant les professions, et selon qu'on est musulman ou chrétien (coup d'œil qui offre une richesse inépuisable aux crayons de l'artiste), *c'est la dureté de ces têtes qui est notable*. Un homme est-il poursuivi par la garde, qui l'arrête en lui lançant adroitement dans les jambes un bâton qui le fait tomber, les janissaires, en fondant sur le prévenu, ne manquent jamais de lui asséner sur la tête un coup de leur *sope*, ou bâton. Après l'avoir ainsi étourdi, ils passent un de ces mêmes bâtons dans la ceinture qui lui serre les flancs, et ils le transportent, suspendu en lustre, dans la prison où ils l'enferment. Là, sans soins, sans secours, il guérit ordinairement en deux ou trois jours. Cette remarque, minutieuse en apparence, conduit à confirmer l'observation, faite plusieurs fois, de la guérison rapide des plaies de la tête dans les climats méridionaux.

Legrand d'Aussy écrivait, à la fin du XVIII⁹ siècle, dans la relation de son voyage en Auvergne :

Quand, en parcourant le pays des montagnes, je vis partout les paysans ne se mettre en route qu'armés d'un fort bâton, à bout noueux ; quand on me dit que, dans certains cantons, ils ne sortaient jamais de leur logis qu'avec cette espèce de massue, et qu'ils la portaient même jusque dans l'église ; enfin, lorsque j'appris qu'ils se battaient fréquemment entre eux, et que le combat consistait à frapper sur la tête, à coups redoublés, avec cette arme redoutable, je fus alarmé, et je dus l'être, tu en conviendras.

En conséquence, dès que je trouvai à questionner, de confiance, des curés et des chirurgiens, je leur demandai combien, dans la paroisse, dans la ville ou dans le canton qu'ils habitaient, on comptait annuellement de gens assommés. Juge quelles furent ma surprise et ma joie, lorsqu'on me répondit que les morts et les meurtres de ce genre étaient fort rares. Il est même rare, me dirent les chirurgiens, que les plaies à la tête soient considérables et qu'elles aient du danger, parce que, dans ces montagnes, *la boëte osseuse du crâne est considérablement plus épaisse que partout ailleurs.*

On a souvent dit que l'Auvergnat a la tête dure ; serait-ce autre chose qu'une métaphore ?

La calotte crânienne et ses usages.

Les Ashantis (Afrique), écrit le Dr EIFER, ont employé comme coupe la calotte crânienne de leurs ennemis. En Australie, on se contente d'enlever la partie faciale du crâne du parent mort; on garde la voûte et la base du crâne. Le maxillaire supérieur enlevé entraîne avec lui l'ethmoïde et une portion du sphénoïde; on remplit ce trou d'herbe sèche. Désormais, le crâne sert de filtre, l'herbe sèche retient la bouc, et on boit par le trou occipital. Un de ces crânes est conservé au Musée d'Oxford.

Les fakirs indous, de la secte des Mendiants, portent quelquefois, pour boire, la calotte crânienne d'un de leurs confrères mort en odeur de sainteté.

Les Lamas du Thibet font, avec ces calottes crâniennes, le support de tambours sacrés, qui résonnent dans les temples. En Chine, on retrouve cette coutume.

Faire un tambour d'un crâne humain, ou en faire une coupe, ces deux usages dérivent d'une même croyance aux amulettes qui protègent. Les sorciers du moyen âge, qu'on a accusés de tant de méfaits, buvaient peut-être dans des crânes humains.

L'Ordre du Crâne.

En faisant quelques réparations à l'abbaye de Newstead, on trouva un jour un crâne dans une niche pratiquée dans un mur. Ce crâne avait pu appartenir au moine qui avait habité ces lieux, ou à l'un des ancêtres de Byron, qui avaient habité l'abbaye, ou à l'une des victimes de cette farouche race. On le transforma en coupe, pour s'en servir dans des orgies dignes d'Odin.

Bien que ce fût là, simplement, une originalité de jeune homme, où il y avait plus d'odieux que de poésie, on en parla beaucoup dans le monde ; on se plut à entourer l'hôte extravagant de Newstead de je ne sais quel nuage mystérieux, et à rattacher à sa personne je ne sais quoi d'horrible et d'impie.

Lord Byron dit à son ami, le capitaine Medwin, que, dans la vieille abbaye, il avait créé un nouvel ordre de chevalerie, et s'était constitué grand-maître de l'*Ordre du Crâne*. Les membres étaient au nombre de douze ; tous portaient des robes noires; celle du grand-maître était quelque peu distinguée des autres ; à certaines époques fixes, on tenait un chapitre.

La coupe était naguère en la possession du colonel Windham.

Pour identifier un crâne historique.

On a tant parlé naguère du crâne de l'auteur du *Discours de la méthode*, et de ses vicissitudes posthumes (1), que nous avons quelque scrupule à revenir sur un sujet déjà bien rebattu.

Le Dr PAUL RICHER semble être arrivé à identifier la relique, grâce à une méthode que nous exposons plus loin. Ce qu'on n'a pas dit, c'est que cette méthode n'est pas nouvelle : elle a été appliquée, il y a près de vingt ans, en Allemagne, ce que M. P. Richer nous a dit ignorer.

L'histoire vaut la peine d'être rappelée.

Le 22 octobre 1894, le déblaiement du cimetière de l'église Saint-Jean, à Leipzig, amenait la découverte d'un cercueil, qu'on supposa, tout d'abord, être celui de Sébastien BACH. Comment était-on arrivé à cette quasi certitude? C'est ce dont nous informe un journal contemporain de l'évènement (2) :

Outre la tradition encore régnante à Leipzig, deux brèves mentions, inscrites sur les registres de l'hôpital Saint-Jean, mirent les directeurs des fouilles sur la bonne voie.

L'entreprise était difficile : les pestes du moyen âge, la guerre de Smalkalde, la guerre de Trente ans, la guerre de Sept ans, la bataille de Leipzig, enfin la mortalité normale de la ville avaient accumulé les débris humains dans le cimetière Saint-Jean; mais un registre de l'hôpital indiquait un cercueil en chêne pour le corps de Sébastien Bach : douze cercueils de chêne ayant été exhumés, on procéda par voie d'élimination, et finalement on se trouva en présence d'un cercueil unique,

(1) V. notamment l'étude du Dr VERNEAU, dans Æsculape, de fin novembre 1912; et notre article de la *Gazette médicale de Paris*, du 6 novembre 1912.

(2) *The Graphic*, traduit par la *Revue encyclopédique*, du 1er décembre 1895.

c'est-à-dire d'un crâne qui présentait des traits caractéristiques.

La comparaison de ce crâne avec les portraits de Sébastien Bach établit un commencement d'identité. On connaît quatre portraits du grand musicien ; les plus fidèles en fait de ressemblance sont celui conservé à l'école Saint-Thomas de Leipzig, et celui possédé par M. Abraham, éditeur à Vienne.

Le professeur d'anatomie His et le sculpteur Seffner achevèrent la démonstration commencée par la similitude du crâne et des portraits, quant aux proportions anatomiques. Ils prirent un moulage du crâne et, d'après cette empreinte ou sur ce relief, le sculpteur Seffner fit un buste revêtu de muscles ; ce buste fut trouvé d'une ressemblance frappante avec l'un des portraits.

Une contre-épreuve, le buste de Haendel, modelé sur le crâne de Bach, confirma l'identité révélée par le premier buste ; dans le buste de Haendel le sculpteur dut recourir à une supercherie anatomique : il couvrit le front d'une couche épaisse de plâtre et laissa la mâchoire inférieure presque dégarnie de chair. Le professeur His et le sculpteur Seffner allèrent plus loin : ils trouvèrent une méthode scientifique permettant de rétablir sur un crâne quelconque les traits exacts de la personne vivante. Cette méthode a pour base une suite de mensurations prises sur des hommes d'âge moyen, de stature moyenne, et bien portants ; elle détermine l'épaisseur des parties molles de la face qui doivent couvrir le moulage d'un crâne. Le résultat obtenu est une ressemblance frappante.

L'Académie des Beaux-Arts avait donné mission au Dr PAUL RICHER d'identifier un crâne découvert au Muséum et attribué à DESCARTES. Voici le résultat de ses confrontations et de ses recherches.

L'éminent artiste et médecin, pour atteindre le

but poursuivi, s'est livré à trois opérations successives : après avoir exécuté un dessin d'après le célèbre portrait du philosophe par Franz Hals, et fait d'autre part un dessin du crâne du Muséum s'y adaptant aussi rigoureusement que possible, il a superposé ces deux dessins.

Sur le premier dessin, des points noirs très visibles ont été marqués à la racine des os du nez, aux apophyses orbitaires externes, à l'épine nasale et au point incisif. Ces mêmes points ont été répétés sur le moulage du crâne du Muséum.

A l'aide de ces marques, il fut facile de placer, avec une précision pour ainsi dire mathématique, le crâne du Muséum dans la position que Hals avait donnée à son modèle, et de déterminer les dimensions exactes de l'image qu'il en fallait prendre, pour rendre la comparaison logique et démonstrative.

Cette image a été dessinée, à la chambre claire, par des opérateurs habitués à se servir de cet instrument, et qui ne connaissaient pas le premier dessin exécuté d'après le portrait. La superposition des deux dessins, de celui fait d'après le tableau et de celui exécuté directement d'après le crâne du Muséum, a montré une concordance presque absolue.

La même expérience a été répétée avec les autres portraits de Descartes : celui de Bourdon, qui est au Louvre ; celui de Beck, dont une copie est à la bibliothèque de l'Institut ; le médaillon en terre cuite du musée de Versailles ; un portrait ancien, d'auteur inconnu, appartenant à M. Rulh, de Courbevoie. La comparaison du crâne de ces différents portraits avec celui du Muséum montre des ressemblances parfois très frappantes, mais jamais une concordance aussi complète que celle qui a été obtenue avec le portrait de Franz Hals.

En dehors de toute considération historique, la conclusion qui découle de ces recherches, d'ordre purement plastique, nous paraît devoir être formulée ainsi :

Le crâne conservé au Muséum offre une similitude aussi absolue que possible avec celui que révèle le portrait de Franz Hals. Sur les autres portraits, cette similitude, pour n'être pas aussi complète, n'en constitue pas moins un nouvel appoint en faveur de l'authenticité du crâne.

Crânes sans sutures.

Un collaborateur de l'*Intermédiaire des chercheurs et curieux* (1) a trouvé, dans l'*Anatomie du corps humain* de Jean Labin, chirurgien-juré, une observation qui mérite d'être relevée :

Quelques auteurs ont prétendu que le crâne des Mores n'avait point de sutures, mais Riolan, qui fit à Paris la dissection du cadavre d'un More, y en trouva comme aux autres crânes.

Dans les anciennes douleurs de tête, les sutures, c'est-à-dire les os du crâne, s'écartent quelquefois les unes des autres, comme on l'a observé au crâne du savant M. Pascal, après son décès.

On a observé que ceux qui ont les sutures trop serrées, ou trop effacées, sont sujets à des douleurs de tête insupportables, à l'épilepsie et à d'autres maladies.

(1) 1875, col. 464.

Le crâne de Ximenès.

Don François Ximenès était un prélat fier, dur, opiniâtre, ambitieux, et d'une mélancolie si profonde, qu'il était presque toujours insupportable dans la société, et assez souvent à charge à lui-même. Cette tristesse pouvait, a-t-on dit, venir de la conformation de son crâne, composé d'un seul os sans suture (1).

Les Anencéphales.

Le *Bulletin de la Société anatomique*, du 8 octobre 1897, rapporte une observation de MM. Herbet et Deschiens, sur un monstre anencéphale.

Le 11 juin 1902, M. André Descos présentait, à la *Société des Sciences médicales de Lyon*, un monstre de même espèce, né à la Maternité de la Charité (de Lyon), trois jours auparavant.

Les cas de ce genre ne sont pas très rares : Pollosson (1898) en a présenté trois, nés dans la même semaine, dans cette même Maternité de Lyon ; depuis, Chambard-Hénon, Viannay, en ont fait connaître d'analogues.

Ce qui est plus singulier, c'est qu'il existe, ou qu'il a existé des races d'*Hommes sans tête*. Nous en devons la révélation à M. A. Porte, le sympathique Directeur du Jardin d'Acclimatation, qui nous a fait connaître les particularités suivantes.

(1) Mazeret, *op. cit.*, 20-21.

Un manuscrit latin du Xe siècle, qui traite *de monstris et belluis*, c'est-à-dire des monstres et des animaux sauvages, parle d'une race d'*Hommes Acéphales*, qu'on trouve dans une île du fleuve Brixonte, nom par lequel le Baron WALCKENAER estime que les anciens désignaient un des affluents du Haut-Nil, dans un pays sauvage, encore peu exploré. Ces êtres singuliers, dit le manuscrit en question, « *absque capilibus nascuntur* », naissent sans tête ; ils ont sept pieds de hauteur « *septem pedum altitudinis sunt* »; et, chez eux, les diverses fonctions de la tête sont remplies par la poitrine : « *tota in pectore capitis officia gerunt* ».

Les auteurs de l'antiquité se passaient de main en main la tradition de ces êtres merveilleux. PLINE avait prétendu que ces Acéphales, qu'il nomme *Blemmis*, avait les yeux et la bouche dans la poitrine; et SAINT AUGUSTIN, dans la *Cité de Dieu* (livre XVI, chapitre 8), rapporte que leurs yeux, au contraire, étaient placés dans leurs épaules : « *oculos habent in humeris* ».

Une mention pittoresque de ces monstres se trouve dans les prétendues lettres d'ALEXANDRE LE GRAND à ARISTOTE et à OLYMPIAS, sa mère, compositions bizarres en langue grecque, qui font suite à la version latine du roman d'Alexandre, faussement atribué à CALLISTHÈNE, et qui paraît avoir été la partie la plus goûtée de cette histoire romanesque, en si grande faveur pendant le Moyen Age.

Jehan WAUQUELIN, dans son traité des merveilles de l'Inde découvertes par Alexandre, donne avec plus de détails la description suivante des Acéphales :

Ils étaient jaunes et luisants comme or et avaient environ six pieds de long et si n'*avaient point de teste* mais avaient leurs yeulx, leur nez et leur bouche au milieu de la poitrine. Et par-dessous leur nombril leur croissait la barbe si longue qu'elle leur couvrait les genoux. Et le roi Alexandre voyant ces manières de gens qui semblaient assez raisonnables (car oncques dommage ne firent, mais offrirent les biens de leur terre en grand abandon) en fit prendre trente pour la merveille que c'était à regarder et les emmena avec lui tant que ils vescurent.

Les Hommes sans Cerveau.

Un homme a pu vivre pendant un an, presque sans souffrance, avec un cerveau réduit à l'état de bouillie, et ne formant plus qu'un vaste abcès purulent : voilà le fait curieux, observé par M. le docteur R. Robinson, et exposé à l'Académie des sciences par M. Edmond Perrier.

Il s'agit d'un individu âgé de soixante-deux ans, et qui, à la suite d'une légère blessure dans la région occipitale, présenta quelques troubles visuels, qui attirèrent l'attention ; cependant, aucun symptôme alarmant — ni paralysie, ni convulsions — ne se produisit. Les autres sens demeurèrent, d'ailleurs, dans leur état normal.

Au bout d'un an, le malade fut emporté brusquement par une attaque épileptiforme. A l'autopsie, le docteur Robinson constata que le cerveau de cet homme se présentait sous la forme d'une coque mince qui, incisée, donna issue à une énorme quantité de pus.

Comment une destruction aussi complète de l'appareil cérébral n'a-t-elle donné lieu à aucun symptôme grave et caractéristique ? Et que devient, devant un pareil fait, la doctrine des *localisations*, qui attribue aux diverses régions ou zones du cerveau des fonctions bien déterminées ?

Le docteur Robinson, s'appuyant sur ce cas singulier et sur les savantes études des docteurs Van Gehuchten et Pierre Marie, conclut que cette doctrine doit être revisée.

« Il peut se produire, dit-il, dans les parties touchées du cerveau des modifications dont nous ignorons la nature et les modalités. »

De son côté, le docteur Etienne Destot, chirurgien-radiologue et expert au Tribunal de la Seine, a communiqué trois cas inédits, qu'il a vus et observés personnellement.

Dans le service du docteur Daniel Mollière, chirurgien de l'Hôtel-Dieu de Lyon, le Dr Destot a examiné un jeune garçon de douze ans qui, glissant sur la rampe d'un escalier, tombe dans la cage et se fracture le crâne sur un bec de gaz. Le docteur Mollière constate que cet enfant a perdu *un bol de cervelle*. Après dix jours de coma, l'enfant a repris ses sens, et *toutes ses facultés sans exception*.

M. Destot a vu et pansé, pendant de longs mois, un maçon qui, en montant une pierre de corniche, fut grièvement blessé. L'os frontal gauche et le lobe frontal du cerveau furent enlevés. Après quinze jours de coma, le malade reprit ses sens et ne présenta aucun trouble ni du côté de la motilité, ni du côté sensitif, ni du côté de la parole. A sa sortie de l'hôpital, il présentait une profonde dépression du crâne, de la grosseur d'un poing. On pouvait sentir battre le cerveau dans ce creux, de sorte qu'on a dû lui faire un appareil prothétique.

A Alger, dans le service du professeur Bruch, un Arabe se présente avec une plaie du sourcil gauche et un enfoncement de l'arcade, causés par un violent coup de marteau. Pendant deux mois, il resta dans le service sans manifester aucun trouble cérébral. Subitement, un jour, il tombe et l'on constate, non sans surprise, qu'il n'y avait plus trace de cerveau jusqu'au niveau de la sylvienne.

Ces trois faits ont fait dire au docteur Mollière que le cerveau ne servait qu'à bourrer le crâne.

Tête sans Cervelle.

Tête sans cervelle a toujours signifié sottise ou folie. Les Crétins des Valais ont la tête de dimensions exiguës ; de même, les Cagots des Pyrénées.

Pinel avait une collection de crânes d'idiots, dont le faible volume frappait au premier coup d'œil.

Si l'on considère les animaux situés le plus bas dans l'échelle des êtres, on constate que les zoophytes n'ont ni cerveau, ni moëlle épinière; les vers ont une moëlle épinière, et point de cerveau ; la moëlle épinière des chenilles est terminée par un ganglion, qui indique un commencement de cervelle, etc.

Les Acéphales possèdent la vie animale, mais non la vie intellectuelle. Richerand, voulant s'assurer si le cerveau était réellement le siège de l'intelligence, essaya, chez un de ses malades, dont le cerveau était à découvert, à la suite d'une destruction partielle des os du crâne, essaya, disons-nous, de comprimer le cerveau du sujet avec la main : lorsque la compression avait lieu, les facultés intellectuelles cessaient sur-le-champ ; l'observateur retirait-il sa main, l'intelligence revenait aussitôt.

Cependant, ce qui rend fort douteux les prétendues prérogatives du cerveau, c'est que, comme nous l'avons vu, on peut le couper, le tailler, en retrancher des parties considérables, sans que l'intelligence en éprouve le moindre déchet. Tout cela est, évidemment, très troublant.

Le cerveau de Jeanne d'Albret.

L'historien MÉZERAY dit que les chirurgiens qui ouvrirent le corps de la reine JEANNE D'ALBRET, mère de HENRI IV, ne touchèrent point à la tête. VOLTAIRE prétend, au contraire, qu'elle avait recommandé expressément, avant sa mort, qu'on visitât cette partie avec exactitude, parce qu'elle avait été tourmentée toute sa vie de grandes douleurs de tête; elle avait, en conséquence, ordonné qu'on cherchât soigneusement la cause de ce mal, afin qu'on pût le guérir dans ses enfants, s'ils en étaient atteints.

La *Chronique novennaire* rapporte formellement que GAILLARD, son médecin, et DESNOEUX son chirurgien, disséquèrent son cerveau; qu'ils trouvèrent très sain ; qu'ils aperçurent seulement des bulles d'eau logées entre le crâne et la pellicule qui enveloppe le cerveau, ce qu'ils jugèrent avoir été la cause des maux de tête dont la reine se plaignait. Ils attestèrent, d'ailleurs, qu'elle était morte d'un abcès dans la poitrine.

Il est à remarquer que le médecin et le chirurgien qui firent cette ouverture étaient huguenots (1).

La cervelle de M. de la Feuillade.

M. de La Feuillade, ayant été blessé à la tête d'un coup de feu, en 1655, au siège de Landrecies, les chirurgiens qui lui mirent le premier appareil lui dirent que le coup était dangereux et qu'on voyait sa cervelle : « Ah ! parbleu, dit-il, messieurs, prenez-en un peu et l'envoyez au cardinal de Mazarin, qui me dit cent fois le jour que je n'en ai point. » (2)

Les Déformations céphaliques.

L'usage de soumettre la tête à des déformations artificielles a existé non seulement chez de nombreux peuples d'Amérique, mais chez certains peuples anciens des bords de la mer Noire et des rives du Danube ; elle existerait encore, quoique à un moindre degré, chez certains habitants de diverses régions de la France, notamment aux environs de Toulouse, dans les départements des Deux-Sèvres, du Tarn, et chez quelques campagnards du Limousin.

Hippocrate, Strabon ont signalé que certains peuples s'étudiaient à « rendre leur tête très lon-

(1) Mazeret, *Dénorama ou spicilège historique et anecdotique sur chaque partie du corps humain*, 10.
(2) Id., 24.

gue, de telle sorte que leur front dépasse en avant leur menton. »

Cette bizarre déformation semble n'avoir pu être obtenue que par une compression occipitale très forte, refoulant le crâne en avant et déterminant une saillie considérable de la région frontale.

Sidoine Apollinaire a parlé, également, d'une horde barbare qui avait l'habitude de se déformer le crâne, voire la face.

Les déformations céphaliques artificielles ont été assez fréquemment signalées en Europe occidentale, soit aux siècles derniers, soit à notre époque (1).

(1) La compression de la tête existe encore chez plusieurs peuplades. Chez les Omagnas, Indiens qui habitent les bords de l'Amazone, on comprime le front des enfants entre deux planchettes, jusqu'à ce que la tête, s'allongeant démesurément, ait pris la forme d'un pain de sucre. Chez les Conibos, tribu de l'intérieur du Pérou, c'est l'aplatissement de la tête qu'on recherche, et qu'on obtient en munissant le berceau, creusé dans un bloc de bois, d'un petit levier qui, placé à la hauteur de la tête du bébé, l'empêche de remuer. M. H.-A. Rose donne, dans un numéro de *Man*, quelques renseignements intéressants sur la manière dont les habitants du Pendjab « travaillent » le crâne des enfants, pour lui faire prendre la forme qui est considérée comme étant la plus désirable. D'après M. A.-C Elliott, au Guzerate, une des méthodes employées consiste à coucher l'enfant de telle manière que, tandis que son corps repose sur plusieurs épaisseurs d'étoffe, sa tête appuie sur le sol dur. Ainsi se produit cet aplatissement de la face postérieure du crâne, qui est si recherché. En outre, chaque jour la mère presse et aplatit, avec les mains, la région occipitale. S'il est de mode d'avoir le crâne aplati en arrière, l'usage veut que le nez ait une tout autre forme : le nez doit être long et pointu. Pour obtenir le nez voulu, la mère presse et étire doucement entre ses doigts cet organe. Elle presse, souvent aussi, le milieu du menton, avec une tige, afin d'y déterminer la production d'une fossette. Car la fossette au menton est un des caractères de la beauté. Pour obtenir le crâne plat en arrière, on fait aussi usage d'une sorte de bonnet solide

Au seizième siècle, JEAN BODIN rappelait qu'anciennement, les Belges avaient le singulier usage de déformer artificiellement la tête de leurs nouveau-nés. Au dix-huitième siècle, ANDRY a insisté sur les inconvénients de certains bonnets ; il a fait, entre autres remarques, la suivante :

La plupart des Flamands... et des Parisiens, écrit-il (1), ont la tête longue à cause de la coutume, observée parmi eux, de laisser dormir leurs enfants sur les tempes, et de les brider avec certains bonnets, nommés *béguins*, qui leur pressent les deux côtés de la tête.

Le Professeur R. BLANCHARD, en signalant les formes céphaliques des habitants actuels du Limousin et en attribuant la conformation allongée en arrière, principalement observée chez les campagnards, à l'usage de malaxer la tête du nouveau-né et à l'emploi d'un bonnet fortement serré, rappelle les prescriptions faites autrefois aux matrones du pays : « que la tête de l'enfant soit donc un peu longue ; que, par derrière, elle aille s'étendant légèrement en pointe, et comme le bout d'une courge : il y aura alors un vaste champ, un lieu spacieux pour loger la mémoire. »

« Bien que les déformations céphaliques soient loin de déterminer toujours des accidents cérébraux,

---

c'est un pot en terre, dont un côté est plan : toute la paroi intérieure est doublée d'étoffe. L'enfant dort avec sa tête dans ce pot, le crâne portant sur la paroi plane. Dans certaines parties, la mère s'efforce aussi d'assurer la rectitude des jambes au moyen de bandes et de bandages ; mais cette pratique est beaucoup moins répandue que celles qui se rapportent au nez et au crâne.

(1) *L'Orthopédie, ou l'art de prévenir et de corriger dans les enfants les difformités du corps*, t. II, 3, livre IV, 1741.

conclut LAGNEAU, dans le mémoire qu'il a consacré à cette question (1), que nous n'avons qu'effleurée, les individus à crâne déformé sont, plus fréquemment que ceux normalement conformés, atteints d'idiotie, d'épilepsie et d'aberration mentale, ainsi que d'astigmatisme et d'affaiblissement de la vue. »

Les Trous dans la Tête (2)

Chez les Esquimaux du Mackensie, on brûle la tête de mort (PETITOT), pour détruire le double morbide qui est censé y siéger. Chez les Peaux-Rouges, en vertu de la même conception animo-céphalique, on fait un trou dans la paroi du cercueil au niveau de la tête.

Dans la Basse-Lusace, M. WOCKENSTEDT a trouvé des urnes funéraires percées d'un trou, qui avaient probablement la même destination.

Chez nous, dans les campagnes, on ouvre la fenêtre dans le même but. Plus précises, les populations du Michigan pratiquaient une ouverture posthume de 10 à 15 millimètres sur le bregma (GELLMANN).

Un grand nombre de populations primitives ont appliqué cette conception animiste d'une entité invisible logée dans la tête, aux maladies nerveuses, folie, délire, névralgies de la tête, convulsions de l'enfance, épilepsie. L'idée de possession diabolique resta longtemps attachée à ces maladies.

(1) *Des déformations céphaliques en France*, par Gustave LAGNEAU. (Ext. de la *Gaz. hebd. de méd. et de chirurgie*).
(2) *Revue de l'Ecole d'Anthropologie*, 1893.

Les troubles cérébraux sont, dans l'idée de beaucoup de peuples, tellement liés à la possession, que les Arabes disent proverbialement : « Qui va tête nue au soleil, risque de tomber au pouvoir des esprits malins. »

*
* *

Les populations néolithiques, pour déloger et faire sortir le démon logé dans la tête, faisaient un trou au crâne. C'est dans ce but qu'ont été faites, pendant des siècles, ces trépanations que nous retrouvons sur un assez grand nombre de crânes de cette époque, et qui, connues depuis les recherches de Prunières, de Broca, sous le nom de *trépanations préhistoriques*, nous occuperont maintenant. Nous verrons que, dans beaucoup de cas, où les troubles psychiques ne tenaient pas à une compression, à une lésion osseuse (*trépanation médicale*), l'opération a été la conséquence inutile d'un mysticisme ignorant ; mais que, lorsque les troubles mentaux étaient dus à une compression, à une fracture du crâne (*trépanation chirurgicale*), l'opération, bien que mystique dans l'esprit de l'opérateur, a été réellement curative.

Les vestiges de cette pratique se retrouvent encore en Océanie, où Lesson a connu un indigène qui avait pratiqué par le raclage, comme les opérateurs néolithiques, plus de 200 trépanations, médicales ou chirurgicales. Ils se retrouvent en Chine, chez les Kabyles ; et enfin, chez les bergers du Monténégro, ou même de la Lozère, qui, avec leur couteau, font un trou au crâne de leurs moutons atteints du *tournis*.

Tous ces peuples appliquent sur le crâne perforé un appareil prothétique, fait avec un segment de courge.

*
* *

L'antique conception de l'ouverture du crâne pour faire sortir le démon se retrouve bien atténuée, inconsciente, mais elle se retrouve encore dans un jeu d'enfants du département des Deux-Sèvres. Lorsque l'un d'eux a dit quelque naïveté, qui le fait berner par ses camarades, on déclare qu'il déraisonne, et chacun lui frappant sur la tête avec le poing, fait semblant de lui faire un trou dans la tête. Cela s'appelle « *ôter la pigerne* ».

B. — La Face

Quelques auteurs se sont plu à dénigrer la beauté;
il n'est, en ce genre, diatribe plus divertissante que
celle d'un écrivain du XVII\[e\] siècle, nommé René
François, et qu'il a développée dans son *Essai des
merveilles de la nature ;* c'est une des boutades les
mieux réussies en ce genre :

Et pourtant, s'écrie-t-il, qu'est-ce que tout cela qu'on
vante comme *Beauté ?* Deux lopins de verre cassé, appelés des *yeux,* enchâssés dans deux trous et couverts d'un
petit cuir volant, nommé *paupière,* que bordent de petits
filets. Là-dessus, une arcade d'ébène et des brins de poils
assez drôlement arrangés sans trop de désordre, qu'on
appelle *sourcils.* Entre eux descend du cerveau un canal
qui est l'égoût de la tête : c'est le *nez.* De la chair, toute
sanglante, fendue en deux pour faire les *lèvres.* Je ne
sais combien d'osselets attachés à du sang caillé et enra-
cinés dans les gencives : les *dents.* Un morceau de chair,
plat et un peu pointu, se mouvant là-dedans, pour briser
l'air et façonner quelque jacasserie : la *langue.* Sur les
côtés des abajoues, deux anses creusées en entonnoir et
assez semblables à celles qui servent à soulever une cru-
che : les *oreilles.* Le tout, environné de crins et d'une
grande perruque. N'y a-t-il pas là de quoi faire tant
d'esbrouffe et de tintamarre? (1)

(1) *Toilette d'une Romaine au temps d'Auguste,* par le
D\[r\] Constantin James.

L'Asymétrie faciale chez les personnages historiques.

Dans un travail (1) plein de vues originales, M. le Dr JARRE, dentiste des hôpitaux, émet cette opinion que, sous l'influence d'une prédominance hémisphérique exaltée, des variations viennent affecter soit le globe oculaire et l'orbite, soit la mâchoire supérieure : d'où *des variations oculaires* et des *variations maxillaires.*

Il poursuit ainsi sa démonstration :

La prédominance de l'hémisphère cérébral gauche produit quelquefois une déviation de l'ensemble de l'orbite gauche, dont la partie profonde ou postérieure se trouve refoulée en bas, tandis que la partie antérieure subit un mouvement compensateur de bascule en haut : il résulte une *asymétrie faciale*, caractérisée par un œil gauche plus élevé et plus éloigné.

On a donné à cette déformation le nom d'*asymétrie faciale césarienne*, parce que les membres de la famille des CÉSARS en étaient atteints d'une manière très apparente. Les bustes d'AUGUSTE et de ses descendants, conservés dans les musées de Rome, de Florence et de Naples (cinq d'AUGUSTE, sept de TIBÈRE, autant de CLAUDE, six de NÉRON, trois de TITUS, de CALIGULA, etc.), reproduisent fidèlement cette anomalie.

Dans un certain nombre d'autres exemples, l'orbite est déplacé parallèlement à son axe et l'œil gauche descend : tel était le cas de LIVIE, seconde femme d'Auguste, la seule femme de la famille césarienne dont le front fût haut et découvert.

---

(1) Anomalies des mâchoires et des dents ; classification systématique, par le Dr JARRE (*Médecine internationale*, août et septembre 1920).

Parmi les hommes illustres encore vivants, offrant cette dernière forme de variation par prédominance hémisphérique, nous citerons le pape actuel, BENOIT XV, dont l'œil gauche, d'après les reproductions photographiques, données par les revues illustrées, est situé notablement plus bas que l'œil droit, en même temps que la région frontale gauche excède en hauteur la région frontale droite.

. . . .

La possibilité d'une double cause efficiente de ces variations, — à la fois cérébrale et respiratoire dans le *menton fuyant ;* à la fois cérébrale et digestive dans le *menton de galoche,* — ne fait aucun doute.

Dans la famille des Césars, dont nous avons indiqué plus haut les caractères de la variation par prédominance hémisphérique, JULIE, fille d'Auguste, présentait une mandibule énorme et une lèvre inférieure débordant la supérieure : en un mot, un véritable *menton de galoche ;* au contraire, MESSALINE avait une mâchoire supérieure extraordinairement développée et une mandibule relativement petite ; l'asymétrie césarienne était très marquée chez elle.

Dans une autre famille également illustre dans l'histoire du monde, celle de CHARLES-QUINT, le menton de galoche, qui caractérise la plupart de ses membres, s'accompagne parfois d'un bec-de-lièvre, ou fait place à cette variation. Il semble donc que les familles en puissance de variation puissent présenter aisément des sujets atteints de l'une quelconque des variations par prédominance fonctionnelle.

Voilà, n'est-il pas vrai, une application, pleine d'intérêt, des connaissances médicales à l'Histoire, et dont celle-ci ne saurait que tirer profit.

Os de la Face.

Maxillaire supérieur.

MARÉCHAL, de Calvi, a conté quelque part qu'une dame de la cour de Louis XIV, ayant eu une dent arrachée, éprouva un jour une grande frayeur de sentir son cure-dent s'enfoncer à une certaine profondeur dans la place de cette dent. Elle courut aussitôt chez Dr VERNEY, dont la réputation anatomique commençait. Du Verney n'eut pas de peine à la rassurer, en lui montrant le sinus maxillaire sur la tête d'un squelette.

Cette aventure fit du bruit et arriva aux oreilles du grand Roi, qui en conçut une si vive admiration pour l'anatomie, qu'il voulut, dit-on, la faire apprendre au duc de Bourgogne.

Maxillaire inférieur.

Lorsque ASPASIE, la maîtresse de Cyrus, était encore jeune, il lui vint au menton une tumeur, qui l'enlaidissait beaucoup et lui causait de grands soucis.

Son père, qui n'en était pas moins désolé qu'elle, se décida à la conduire chez un médecin, qui promit de la guérir pour trois statères, environ 12 à 15 francs de notre ancienne monnaie.

Mais Hermotime — c'était le nom du père — n'ayant pas cette somme sur lui, le médecin refusa d'indiquer le remède.

Quelques jours après, Aspasie fit un rêve, qui la combla de joie. Elle vit en songe une colombe qui, se changeant en femme, lui dit : « Aie bon courage, Aspasie : prends des roses offertes à Vénus et déjà fanées, broie-les dans tes mains et applique-les sur ta tumeur. » A son réveil, Aspasie suivit à la lettre les conseils de la déesse..., et la tumeur disparut.

N'est-ce pas là un exemple d'auto-suggestion thérapeutique des plus nets ?

Les Dents.

Dents et Civilisation.

Un dentiste, doublé d'un philosophe, — l'espèce n'en est pas si rare qu'on pourrait le supposer, — a fait une constatation qui ne laisse pas d'être inquiétante : plus les peuples sont avancés en civilisation, plus ils ont de mauvaises dents. Civilisation et carie dentaire, aux yeux de M. Arthur S. Underwood, iraient de pair et, au fur et à mesure que nous gravirons l'échelle du progrès, nous devons nous attendre à la perspective, de plus en plus rapprochée, d'une humanité pourvue d'un système dentaire défectueux.

Mais, direz-vous, sur quoi se base ce prophète de malheur ? Sur l'expérimentation, comme il sied à tout savant. Il a, tout d'abord, examiné une série de mâchoires des âges primitifs, et il a relevé « un état de perfection dentaire tout aussi complet que celui dont jouissent les races supérieures de mammifères les plus apparentées ».

Des crânes égyptiens de la période prédynastique, c'est-à-dire avant que les Pharaons se soient

mis à bâtir les Pyramides, et que la civilisation ait
commencé à apparaître, ont montré à notre observateur des dents irréprochables ; par contre, les
dents aristocratiques de la période affinée lui ont
laissé voir des maxillaires aux dents déchaussées.

Pareilles observations ont été notées chez les
Grecs comme chez les Romains : chez les Romains
rudes et illettrés, dentition superbe ; chez ceux de
la décadence, plus d'un tiers d'affligeantes dentures.

*
* *

Au point de vue ethnique, de non moins intéressants résultats ont été notés. Le Cafre, par exemple, ne présente aucune dent cariée ; on en rencontre une seule sur deux crânes, chez l'Hindou; une
sur trente, chez les Chinois. Et savez-vous pourquoi?
Parce que ces peuples ont l'habitude de se rincer
la bouche après le repas.

Chez le Cafre, écrit M. de WYZEWA, l'ingénieux
traducteur et commentateur du travail de M. Underwood, cette pratique a quasi la portée d'un rite religieux ; et jamais un Hindou ni un Chinois ne
consentirait à prendre un repas, s'il n'avait la certitude de pouvoir se purifier la bouche après le
dessert.

Mais attendez : les mâchoires des Esquimaux qui,
eux, ne se lavent jamais les dents, sont à l'abri de
la carie. Il y a là, semble-t-il, une contradiction ;
serait-ce une question de climat ? Les degrés de
latitude auraient-ils une influence sur la santé de
nos dents?

Un de nos plus habiles dentistes, à qui a été posée
la question, a répondu : « On peut trouver une

explication très plausible à ces faits, qui ne sont contradictoires qu'en apparence. La toilette, faite après
le repas, est, certes, fort utile pour préserver des
fermentations acides les dents de moyenne résistance, mais celles des individus bien calcifiés peuvent à la rigueur se passer de soins. Des observations nombreuses montrent que là où la calcification osseuse est en équilibre très instable, la
carie s'installe : chez les buveurs d'eau bouillie,
chez les mangeurs de salade (à cause du vinaigre),
de fruits acides (Normands), chez les jeunes gens
en train de grandir, les femmes enceintes, les tuberculeux, etc. Sans doute, ajoute notre confrère.
« la nourriture poissonneuse des Esquimaux fournit largement à leur calcification ».

En réalité, les causes de la carie sont multiples,
voilà ce qu'il convient de retenir.

Comment les Japonais arrachent les dents.

Le dentiste japonais arrache les dents avec ses
doigts, sans le secours d'aucun instrument. Il saisit adroitement la tête de son patient à l'angle maxillaire, de manière que la bouche soit forcée de rester ouverte ; puis, plongeant le pouce et l'index de
l'autre main dans la bouche de son malade, il arrache, quand le cas se présente et dans l'espace d'une
minute, cinq, six et sept dents au patient, sans que
celui-ci puisse fermer la bouche, même une seule
fois. Quelque incroyable que la chose puisse paraître, elle s'explique tout naturellement, quand on
sait de quelle manière les dentistes japonais sont
préparés à l'exercice de leur art.

Sur une planche de bois tendre sont creusés des trous et dans ces trous on enfonce des chevilles ; puis, cette planche est placée par terre et l'apprenti dentiste doit alors, avec le pouce et l'index de la main droite, saisir et arracher les chevilles l'une après l'autre, sans que la planche soit ébranlée. Cet exercice est recommencé plusieurs fois avec des planches de sapin, des planches de chêne, enfin d'un bois plus dur, et chaque fois les chevilles sont plus solidement enfoncées. Quand il triomphe de la dernière épreuve, l'apprenti dentiste est mûr pour l'exercice de son art.

Superstition chinoise.

Le docteur MATIGNON, qui fut longtemps médecin de la légation de France à Pékin, nous a conté l'histoire d'une jeune femme à laquelle il fut obligé d'arracher deux canines qui avançaient, parce que sa belle-mère, trouvant que ces dents lui « faisaient des cornes », accablait de coups la malheureuse.

Mœurs et croyances de différents peuples relatives aux dents.

Les coutumes et croyances des différents peuples concernant les dents constituent un chapitre très intéressant de l'ethnographie. M. IZARD, dans un article de la *Revue de Stomatologie*, en a donné des aperçus curieux.

L'existence de dents à la naissance, étant donné sa rareté, a toujours frappé l'imagination populaire, qui a interprété le fait ou comme un présage heureux, ou plus souvent comme un signe néfaste, dû à l'influence de sorciers ; aussi, de tels enfants inspirent-ils une certaine crainte à leur entourage, qui songe à s'en débarrasser.

A Madagascar, on expose ces enfants dans des endroits écartés, où on les laisse mourir ; en Afrique, chez les Sotho, l'enfant qui présente cette anomalie est plongé dans un récipient rempli d'eau, par les femmes qui ont assisté à l'accouchement.

De même, le fait que l'éruption dentaire débute par les incisives centrales supérieures, au lieu des inférieures, comme c'est la règle, est interprété comme un présage funeste : c'est le cas chez les les Silésiens, chez les Tchèques en Europe ; chez les Suaheli (peuplade habitant Zanzibar et la côte orientale de l'Afrique) ; chez les Wasaramo, qui habitent l'Usaramo, dans l'Afrique orientale.

En Bohême, on croit que l'enfant ne vivra pas au delà de la première dentition ; chez les Hindous, un enfant, dans ces conditions, constitue un grand danger pour le frère de sa mère.

Cette croyance existait déjà dans l'Inde ancienne.

En Afrique orientale anglaise, les Unjoro et les Uganda ont recours au sorcier, qui sauvera l'enfant par l'exécution de certaines danses ; ailleurs, l'enfant est considéré comme malheureux.

De telles croyances entraînent, chez les peuples primitifs, des pratiques préjudiciables à l'enfant, quelquefois la mort, comme on l'observe en Afrique australe anglaise, au sud du Nyassa, chez les Makolo, chez les Bassuto, les Wasambara, les Wakilini, les Wasamaro, etc.

La dent tombée est souvent l'objet de soins particuliers. Elle ne doit pas être jetée au hasard, car elle pourrait être ramassée par des personnes capables de jeter un sort à l'enfant. Souvent, elle est jetée au feu (cela se pratique dans plusieurs contrées de l'Europe).

En Silésie, la mère doit avaler cette dent. Chez les Annamites, l'enfant qui perd une dent de lait fait une invocation et jette la dent en haut, si c'est une dent de la mâchoire inférieure ; en bas, si c'est une dent de la mâchoire supérieure.

Dans le Bas-Congo, les noirs ont coutume de jeter la dent qui vient de tomber du côté du soleil levant, en disant : « Apporte-moi, quand tu reviendras, une dent neuve. » Ils jettent ensuite vers l'ouest un morceau de charbon de bois, en disant : « Prends ma vieille dent, je ne puis plus la souffrir. »

Chez les Bantous sud-africains, l'enfant tient d'une main la dent tombée, montre avec l'autre le trou qui la remplace, et dit : « Grand-père, grand'-mère, donne-moi un grain de maïs ! » Puis, il jette la dent par-dessus son épaule, sans regarder en arrière, de peur que le grand-père ne refuse de lui en donner une nouvelle.

Un point à signaler au sujet de la dent tombée, c'est le rapport supposé entre la dent de l'enfant et un animal donné, la souris principalement. Il est difficile de dire sur quoi est basée cette croyance, qui existe aussi bien en Europe que dans les régions les plus lointaines.

Dans plusieurs pays, on croit que les mânes des ancêtres viennent habiter le foyer sous forme de souris, et c'est à la souris qu'on jette la première dent. Dans certaines contrées d'Europe existent des chansons populaires, où l'on prie la souris de prendre la vieille dent et d'en rapporter une nouvelle ; de même, dans des tribus d'Amérique, d'Océanie ou d'Afrique.

*
* *

La plupart des pays ont des pratiques spéciales destinées à favoriser la sortie des dents. Par exemple, cette recette de la fin du XVIIIe siècle :
« Prenez la tête d'un lièvre, bouilli ou rôti ; ôtez-en la cervelle ; mêlez un peu de miel et de beurre et frottez-en souvent les gencives de l'enfant ; ou encore, frottez les gencives, une fois ou deux, du sang de la crête d'un coq, coupée avec des ciseaux. »

Les mêmes procédés se retrouvent chez les Maronites du Liban, en Suisse allemande, où l'on frotte les gencives avec du sang de crête de coq, des dents de loup, ou des petites pattes d'une taupe.

*
* *

Au lieu d'agir directement sur la gencive, on peut faire porter à l'enfant des objets qui facilitent la dentition : corail rouge, graines de pivoines, en Bavière, en Autriche ; tête de souris sectionnée avec les dents, en Souabe ; petite mâchoire d'antilope, chez les Mkulwe de l'Afrique orientale allemande ; anneau de cuivre, auquel sont suspendues cinq ou six bandes de cuivre, avec de grosses perles de verre, chez les Yolof du Soudan français ; chez les Ronga (Sud-africain), la mère enfile dans un cheveu du bébé une perle blanche.

*
* *

Les femmes mauresques ont d'autres procédés ; ils consistent à : 1° faire bouillir du blé dans une marmite en cuivre, ce qui agirait, par sympathie, sur les gencives ; 2° faire cuire des œufs durs : la dent se durcira au fur et à mesure de la cuisson. Quand les voisines se partageront les œufs et briseront les coquilles, la dent fera éclater la dernière pellicule qui l'emprisonne.

*
* *

Il existe également une cérémonie chez les Mauresques, pour assurer à l'enfant une belle denture, qui montre le caractère religieux et magique de toutes ces pratiques : la première nuit du mois lunaire, l'enfant est conduit sur la terrasse de la maison, ou d'un endroit découvert s'il habite la campagne ; et le visage tourné vers la nouvelle lune, il doit chanter : « O croissant ! change-moi les dents, et donne-m'en qui soient belles, comme celles de la gazelle. »

*
* *

Enfin, il faut citer la coutume de faire un cadeau à la première dent de l'enfant, coutume univer selle, dont l'origine est difficile à établir. Il paraît vraisemblable d'admettre qu'il s'agit de fêter un événement important, car les dents constituent, pour les peuples primitifs, un organe de la plus haute valeur.

Anomalies dentaires.

On lit, dans *Mithridate Eupator, roi de Pont*, par Théodore REINACH : « Le roi semble avoir beaucoup aimé sa fille Drypetina, un monstre qui avait une *double rangée de dents à chaque mâchoire...* » On a peu d'exemples de cette anomalie, due probablement à la persistance des dents de lait.

*
* *

Le docteur MANTEGAZZA, de Florence, a fait une curieuse observation.

Il a pris des centaines de crânes italiens, contemporains ou à peu près, et il a constaté que, sur tous ces crânes d'individus parfaitement adultes, la dent de sagesse (1) manquait complètement (elle et sa loge) soixante fois sur cent.

Si on examine, au même point de vue, les crânes non moins contemporains des races que nous regardons comme inférieures, les Hottentots, les naturels de la Nouvelle-Guinée, etc., on voit qu'au contraire, la dent de sagesse manque très rarement.

M. Mantegazza a ensuite examiné des centaines de crânes florentins ou italiens, non plus contem-

(1) Le dentiste TOIRAC a rapporté l'observation d'une femme, âgée de cent trois ans, dont la dent de sagesse, du côté droit de la mâchoire inférieure, était sur le point de percer la gencive. Nous ne garantissons pas le fait.

porains, mais des premiers siècles, et il a vu que la dent de sagesse manquait beaucoup moins souvent qu'aujourd'hui dans le même pays, mais beaucoup plus souvent que chez les races inférieures contemporaines. Si bien qu'au résumé, plus un peuple est civilisé, moins il a de dents de sagesse ; et il perd ces dents, bien mal nommées, vous le voyez, à mesure qu'il devient plus sage.

P. Broca, de son côté, s'est assuré que les peuples intelligents, à tête ronde, dite de forme *brachycéphale*, qui ont construit les dolmens, qui ont les premiers non pas apporté, mais connu le bronze en Europe, manquaient assez souvent de dents de sagesse, beaucoup plus souvent que les peuples à tête longue, dite *dolycocéphale*, qu'ils ont vaincus et dont la civilisation était tout à fait primitive.

De tous ces faits, on peut conclure que Darwin a eu raison de dire, d'une façon un peu vague en apparence : « la dent de sagesse est un organe qui disparaît. »

*
* *

Les anciens voyaient dans le fait d'une dent isolée un présage soit heureux, si c'était une canine de droite qui était double ; malheureux, si c'était une canine de gauche.

Agrippine, la mère de Néron, avait une dent canine de droite double, et les devins lui prédirent d'heureux événements.

Thomas Bartholin rapporte que Louis XIII avait une triple rangée de dents.

Une anomalie très rare, c'est la présence d'une ou de plusieurs dents à la voûte du palais.

PLUTARQUE prétend que PYRRHUS, au lieu d'avoir seize dents à la mâchoire supérieure, n'en avait qu'une seule, qui se prolongeait dans toute l'étendue du bord alvéolaire. PLINE cite aussi un fils de PRUSIAS, roi de Bithynie, dont la mâchoire offrait la même particularité.

L'*Encyclopédie Nouvelle*, qui rapporte ces faits, les révoque en doute avec raison. « Il est permis de penser, dit-elle, que ceux qui ont vu et signalé cette étrange disposition s'en soient laissé imposer par une couche de tartre, qui recouvrait toute une arcade dentaire et lui donnait l'apparence d'une seule pièce. » (1)

Eruption prématurée des dents temporaires.

L'éruption des premières dents temporaires avant le cinquième mois constitue une exception ; aussi n'a-t-on pas manqué de regarder comme favorisés des Dieux ceux qui sont venus au monde avec une ou plusieurs dents.

Parmi les personnages ayant présenté cette anomalie, on cite : CURIUS DENTATUS et PAPIRIUS CARBO (d'après PLINE) ; VALERIA GALERIA, fille de DIOCLÉTIEN et de PRISCA, épouse de l'empereur VALÈRE ; dans les temps plus rapprochés de nous, ROBERT LE DIABLE, GEOFFROY LA GRAND'DENT (2), RI-

(1) *Hist. anecdot. des dents*, par Henry DIDSBURY (Paris, 1867).
(2) Les anciennes chroniques du Sud-Ouest, le roman de *Mélusine*, par Jean d'Arras, plusieurs autres documents et Rabelais lui-même (*Pantagruel*, liv. 2, chap. V), parlent d'un redoutable et turbulent seigneur du moyen âge, Geoffroy II, de la maison de Lusignan, surnommé *la Grand'Dent* (à cause d'une longue dent qui lui sortait de la bouche), et qui est

CHARD III (1); Don CARLOS, fils de Philippe II, d'Espagne ; MAZARIN, LOUIS XIV, MIRABEAU, DANTON, NAPOLÉON Ier, le PRINCE IMPÉRIAL... et le chirurgien-anthropologiste BROCA.

Mais il convient de dire que si la plupart de ces attributions sont consacrées par une tradition constante, il s'en faut qu'elles soient toutes démontrées (2).

En ce qui concerne LOUIS XIV et DON CARLOS, on rapporte qu'on fut obligé de renouveler souvent leurs nourrices, parce que les poupons royaux leur mordaient cruellement le sein !

Personnages à trente-trois dents.

Un de nos grands confrères a réédité, à l'occasion de la représentation par la DUSE de la *Dame aux Camélias*, cette anecdote qui a trait à Alex. DUMAS FILS.

Il y a quelques années, lorsqu'on répétait à l'Odéon *le Fils naturel*, Dumas se plaignait, au théâtre, de sa mauvaise santé, de sa fatigue, des premières infirmités de l'âge qui l'assaillaient.

— Comment ! cher maître, se récria un des directeurs, M. DESBEAUX, mais vous avez fort bonne

devenu légendaire en Poitou. On l'a, aussi, appelé *le Diable*, en raison des violences abominables (pillages et incendies), qu'il exerça contre les moines de l'abbaye de Maillezais et les prieurés qui en dépendaient.

(1) D'autres disent : RICHARD VI.

(2) Pour Broca, notamment, le fait a été contesté (cf. *Notice sur Gratiolet et P. Broca*, par le Dr BOYMIER).

mine... Et puis, vous avez conservé vos cheveux !

— J'ai même conservé mes *trente-trois dents*, dit en souriant le grand dramaturge.

— Vos trente-trois dents ?

C'était la vérité. Dumas fit connaître ce détail, qu'il avait encore, outre les trente-deux dents dont se compose toute mâchoire normale, une « dent de lait » supplémentaire, à la présence de laquelle il attachait une sorte de superstition, et qu'il a, d'ailleurs, conservée jusqu'à la mort.

La Dent d'Or.

On lit, dans une dissertation de Fulschius (*de vacillat. et palingenesia dentium*), que Rhumbaumius a vu un enfant qui avait soi-disant une *dent d'or*.

On le montrait au public pour de l'argent et comme une rare curiosité. Rhumbaumius, ayant fait venir un orfèvre, lui fit prendre une parcelle de la dent et la lui fit analyser. L'orfèvre déclara que c'était bien de l'or. Cependant, le lendemain, Rhumbaumius examina de nouveau l'enfant, mais il s'aperçut qu'il n'y avait plus aucune trace du petit emprunt qu'on avait fait la veille à la dent. Il se douta alors d'une supercherie, et en effet, après avoir examiné avec plus de soin qu'il ne l'avait fait jusqu'alors, il vit un petit trou au niveau de la gencive, et parvint à détacher une lame d'or, qui recouvrait une dent naturelle.

Voici comment le *Journal des Savants* (année 1681, 401-402) a rapporté *l'histoire de l'enfant de Vilne, en Lithuanie, à la Dent d'or* :

La Pologne n'est pas moins fertile en Monstres que les autres Pays. Si nous en croyons Cromer, on y a vû autrefois venir au monde un Enfant avec toutes ses dents, parler dans le premier jour de sa naissance, et perdre ces mesmes dents et l'usage de la parole après avoir receu le Baptesme. Un autre a prédit autrefois à Cracovie à l'âge de six mois l'irruption des Tartares dans la Pologne ; ce qui arriva quelques années après. Dans la Silesie on y a vû un Enfant naistre avec une *dent d'or* au rapport de Jacob Horstius.

On ne sçait pas precisément le temps auquel celle dont il est icy question a commencé de paroistre dans la machoire gauche inferieure d'un Enfant de Vilne en Lithuanie ; mais la Mere de l'Enfant l'ayant decouverte par hazard, et en ayant parlé à quelques-unes de ses voisines, la chose fut si bien divulguée qu'elle vint jusqu'aux oreilles de Mr. l'Evesque de Vilne. Ce Prelat, habile et sçavant, pour ne point donner lieu à un bruit ou à une erreur populaire, fit d'abord appeller les Médecins, les Chirurgiens et les plus habiles Orfèvres de la Ville pour examiner cette dent, lesquels après une longue discussion et plusieurs essays, tomberent d'accord que c'estoit une veritable dent d'or.

Le P. Tilkovveki, Jesuite, qui nous décrit cette histoire, examinant quels pouvoient être les principes de la generation de cette dent, touche plusieurs choses curieuses sur la generation de l'or et tout ce qui peut estre produit dans le corps d'un animal ; mais comme il est de fort bonne foy, il ajoûte, à la fin de sa relation, que le bruit ayant couru que cette dent d'or avoit blanchi pendant quelques accez de fièvre dont l'Enfant avoit esté attaqué, il avoit eu la curiosité de voir luy-mesme la chose, et qu'il avoit trouvé que c'estoit une veritable dent d'os, et qu'ainsi quand on l'avoit prise pour de l'or solide on s'estoit lourdement trompé, la dent n'estant alors que simplement couverte d'une petite lame d'or, qui avoit esté détruite dans la suite par plusieurs causes, ce qui est bien plus facile à croire que le changement d'or en os.

Et le narrateur conclut sagement :

Nous avons bien voulu ajoûter toutes les circonstances de cette histoire, pour faire voir à ceux qui se mêlent d'écrire combien il faut estre circonspect à donner dans les prodiges, et à croire tout ce que l'on dit.

Avulsions dentaires.

De Jean AYLMER, prélat anglais, évêque de Londres (1521-1594), on cite divers traits assez singuliers.

Un jour, il se fit arracher une dent, simplement pour donner à la reine ELISABETH le courage de se soumettre à la même opération, qui lui était nécessaire.

Dans ses *Souvenirs*, la baronne du MONTET raconte que lady HOLLAND « forçait lord Holland, son second mari (car elle avait divorcé d'avec le premier), à se faire arracher une dent toutes les fois qu'elle était dans le cas de subir cette opération. Il était obligé de commencer et s'y résignait. « Je ne sais ce qu'il y avait de plus étrange, dit la narratrice, de la proposition ou de l'acceptation. »

On a souvent vanté la fermeté d'âme que montrait LOUIS XIV, lorsqu'il avait à subir une opération plus ou moins douloureuse. MARIE-THÉRÈSE d'Autriche, qui déploya tant de qualités viriles, ne fit pas preuve, dans certaine circonstance, de moins de courage que le grand Roi.

Etant enceinte de son quinzième enfant, elle

commençait à ressentir quelques symptômes avant-
coureurs de la délivrance, lorsqu'une rage de dents,
qu'on ne pouvait calmer, la détermina à se faire
arracher celle d'où partait la douleur.

En conséquence, on fit appeler son dentiste ;
mais celui-ci, en raison de l'état de S. M., hésitait
à opérer ; en tout cas, il désirait faire partager sa
responsabilité par le premier médecin, qui était
alors le célèbre Van Swieten.

Van Swieten, mis au courant, représenta à la
souveraine les risques qu'elle courait à se faire
opérer dans la situation où elle se trouvait. Mais
lorsque Marie-Thérèse avait pris une résolution, elle
entendait s'y tenir. Force fut de lui obéir ; la dent
fut enlevée.

Cependant, les douleurs qui précèdent l'enfante-
ment ne firent que croître. Marie-Thérèse ordonna
qu'on avertît l'Empereur, qu'on lui dressât un lit,
suivant leur habitude, car ils vivaient très bour-
geoisement : puis, elle se plaça devant son secrétaire et se hâta d'expédier les affaires qu'elle ne
croyait pouvoir être remises.

Les douleurs devinrent si pressantes, qu'elle fut
forcée de quitter la plume ; elle ne tarda pas à
mettre au monde une archiduchesse. A peine l'eût-
elle vue que, se faisant apporter les papiers à signer, elle se remit à la besogne, en dépit de toutes
les représentations qui lui furent faites. « Mes sujets, répondit elle à toutes les instances, mes sujets
sont mes premiers enfants, je leur dois mes premiers soins ; ceux des autres viendront après. »

Croirait-on que Camille Desmoulins, qui cependant fit preuve d'un réel courage, au cours d'événements comptant parmi les plus dramatiques de notre histoire, croirait-on que ce révolutionnaire, auquel ne répugnaient pas les mesures les plus violentes, appréhendait, plus que tout, de livrer sa bouche au dentiste ? C'est pourtant ce qu'assure un de ses contemporains (1) :

« J'étais, conte-t-il, chez un dentiste de mes amis; l'infortuné Camille Desmoulins, que je regrette malgré ses erreurs, vint se faire arracher une dent. Il avait peine à se déterminer à cette opération douloureuse, parce que, disait-il, cela fait sûrement plus de mal que d'être guillotiné. »

Le malheureux songeait-il alors que pareil sort l'attendait ?

*
* *

L'antiquité n'a certainement pas produit un trait comparable à celui dont fut le héros un de nos compatriotes au cours de la guerre de 1870. Quelqu'un que nous avons bien connu, et qui, quelque temps précepteur de Guillaume II, eut la périlleuse mission de diriger cette difficile éducation (2), a raconté en ces termes l'épisode :

...M. de Valcour, légitimiste endiablé, haïssait l'Empire autant que moi. Cependant, au désastre de

(1) *Abolition de la peine de mort, ou danger d'admettre les supplices dans un État sagement gouverné;* Paris, an III, in-8, 18.

(2) *Une éducation impériale : Guillaume II,* par François Ayme.

Wissembourg, son valeureux sang n'avait fait qu'un tour... simplement, il reprenait le chemin de la patrie, pour s'offrir comme volontaire... J'ai appris plus tard que le gouvernement de Tours lui confia une mission écrite... Il se fit arracher une dent, la creusa, y introduisit le document officiel photographié, et se mit en route, trompant vingt fois la vigilance de l'ennemi...

Est-ce la même histoire, ou aurait-elle eu son pendant à la même époque ? Voici ce que nous avons relevé dans un journal datant de près d'un demi-siècle (1).

Ceci se passait en 1870, vers le mois de décembre. Impossible de franchir les lignes prussiennes qui étreignaient Paris.

Un pauvre diable tombe malade à Combs-la-Ville, près Brunoy ; il va mourir d'épuisement, de misère, de fatigue ; un prêtre l'assiste. Le moribond fait un suprême effort, porte une main à sa bouche, en retire deux dents, qu'il remet au pasteur : « Mon père, lui dit-il, *je me suis fait arracher ces deux dents*, je les ai fait remplacer par celles-ci, qui renferment des dépêches du gouvernement de Tours pour Paris ; tâchez de les faire parvenir à leur adresse. » Cela dit, il expira.

*
* *

Les auteurs anciens ne tarissent pas d'éloges sur un vigoureux athlète de Cyrène, du nom d'EURYDAMAS, qui remporta le prix du ceste aux Jeux Olympiques. Un coup de son adversaire lui ayant

(1) Le *Voleur*, d'après *Paris-Journal*, 1877, 654.

brisé plusieurs dents, il les avala, sans que son visage trahît la moindre souffrance, afin de ne pas laisser seulement soupçonner l'effet de la force de celui dont il avait triomphé.

A tout prendre, nous préférons les héros modernes, qui, du moins, couraient des risques et se dévouaient pour un idéal supérieur, au champiou dont, seul l'amour de la gloire inspirait la conduite.

Les Dents et les Poëtes.

Les poètes ont, de tout temps, chanté les belles dents. On se rappelle ces deux vers de Millevoye :

Et l'émail de tes dents est plus blanc que la laine
De l'agneau qu'a baigné la limpide fontaine.

La Landelle a dit, en parlant d'une frégate :

Et sa poupe arrondie, et maints autres appas
Qu'en termes trop marins je ne nommerai pas,
Ses dents sont les canons dont on la voit armée;
Vigoureuse matrone, elle porte une armée.

Ne pas oublier qu'en termes de matelots, les rangées de canons d'un navire sont des rangées de dents (1).

***

Voici une épigramme, peu connue, sur les fausses dents, que nous extrayons d'un manuscrit inédit, de notre collection :

(1) Didsbury, *Hist. anecd. des dents.* Paris, 1867.

Lise, après quarante printems,
Possède encore trente-deux dents ;
A Lise en est toute la gloire,
Car la Dame, depuis vingt ans,
Avec soin, la plupart du temps,
Les conserve dans son armoire.

(Par M. l'abbé de LA REYNIE, 1786.)

*
* *

Les poètes de l'antiquité ont fait de fréquentes allusions aux dents.

Ils ont parlé des dents depuis leur sortie,

> ...Cum septimus annus
> Transierit puero, nondum omni dente renato.

(JUVÉNAL, Sat. XIV, v. 11.)

jusqu'à l'époque où l'âge semble leur commander de tomber :

> Nec minus in certo dentes cadere imperat ætas
> Tempore...

(LUCRÈCE, *De Naturà rerum*, lib. V, v. 672).

La solidité, le bel arrangement et la blancheur de ces petits os ont suggéré aux poètes nombre d'images, qu'ils rapprochent d'une bouche rose et de lèvres vermeilles.

Ils peignent aussi leurs désordres ; le défaut de propreté ternit l'éclat des dents :

> Quid si præcipiam, ne fuscet inertia dentes ?

(OVIDE, *Ars amat.*, lib. III, v. 197.)

La couleur jaune, livide ou noire, paraît tenir à la même cause :

Dente atro (HORACE, Ep. 6, 15)... dente livido (Ep. 5, 47)... dente nigro (Od. II, 8, 3)... dentes luridi (Od. IV, 13, 10).

MARTIAL a comparé certaines dents au buis et à la poix :

Et tres sunt tibi, Maximina, dentes :
Sed plane piceique, buxeique.
(MARTIAL, lib. II, epig. 41).

et au vieil ivoire :

Antiqui dentis, fusca Lycoris ebur.
(MARTIAL, lib. VII, epig. 13).

Dans son tableau de l'Envie, OVIDE donne à ce monstre des dents couvertes de rouille : *Livent rubigine dentes* (*Métamorph.*, lib. II, V, 776).

MARTIAL en dit autant à l'égard de MAMERCUS :

Rubiginosis cuncta dentibus rodit.
(MARTIAL, lib. V, epig. 28).

Dans une autre épigramme de Martial, on lit que la vieille Ælia avait perdu presque toutes ses dents ; il n'en restait que quatre, encore étaient-elles ébranlées ; en toussant, elle les cracha :

Si memini, fuerant tibi quatuor, Ælia, dentes :
Exspuit una duos tussis, et una duos.
Jam secura potes totis tussire diebus :
Nil istic, quod agat, tertia tussis habet.
(MARTIAL, lib. I, epig. 20). (1)

(1) Cf. Article *Odontologie*, du *Dict. encycl. des sc. médicales*.

L'aurification des Dents chez les Anciens.

Quelles que soient les causes de la perte des dents, on a toujours cherché à les réparer.

La loi des XII Tables nous révèle une particularité importante sur les râteliers des anciens : alors qu'il était défendu d'enterrer de l'or et autres métaux précieux, chez les anciens Romains, cette loi permettait cependant de laisser en place, dans la bouche des morts, *les fils d'or qui retenaient leurs fausses dents*, attachées aux autres bonnes dents.

L'usage de fixer les dents avec des fils, des rivets, ou des lamelles d'or, était donc déjà répandu à Rome 450 ans avant J.-C., puisque la loi des XII Tables, promulguée à cette époque, en fait mention.

A défaut de livres, les tombeaux nous ont livré les secrets de la prothèse dentaire, qui remonterait à l'antiquité la plus reculée (1).

Dans une tombe de Tanagra, on a trouvé un dentier, datant du IIIe ou IVe siècle avant notre ère.

Dans la nécropole de Saïda (Sidon, en Phénicie), on en a découvert une autre, qui date d'au delà de 400 ans avant J.-C. Dans une nécropole étrusque, située près d'Orvieto, on a trouvé une mâchoire supérieure, armée de son appareil dentaire en or : on en a fixé l'origine de 5 à 600 ans avant J.-C.

L'Université de Gand possède les reproductions exactes, faites sur place, d'après les originaux,

(1) *La prothèse dentaire dans l'antiquité*, par le Dr DENEFFE. Anvers, 1899.

d'autres appareils dentaires, notamment ceux que nous avons indiqués plus haut, ainsi que cinq dentiers, dont les origines remontent à près de 3.000 ans, et qui ont été rencontrés dans les tombeaux étrusques de Corneto-Tarquinies.

Si, donc, l'incinération des cadavres a détruit bon nombre de dentiers, l'inhumation nous en a conservé d'intéressants spécimens, qui permettent de se faire une idée de la technique et des procédés en usage chez les anciens.

*\
* *

C'est chez les Phéniciens que nous rencontrons les premiers dentiers ; nous les retrouvons ensuite chez les Grecs, les Etrusques et les Romains.

Les Egyptiens ont, vraisemblablement, connu la prothèse dentaire, mais des motifs religieux se sont opposés à ce qu'ils y eussent recours.

Les écrivains médicaux de la Grèce et de Rome parlent rarement de la prothèse dentaire, mais les satiriques y suppléent.

Hippocrate nous apprend que la prothèse dentaire était en usage en Grèce, mais sans nous dire quelle était la fréquence de son emploi.

Celse en a également parlé, mais c'est surtout Martial, dans ses *Epigrammes*, qui a donné le plus de détails.

« Vous achetez, dit Martial à la vieille Lælia, des dents et des cheveux, et n'en rougissez pas. Mais que ferez-vous avec un œil? On n'en trouve point à vendre. »

Dentibus atque comis, nec te pudet, uteris emptis.
Quid facies oculo, Lælia? Non emitur.

(MARTIAL, lib. XII, epig. 23).

Quid mecum est tibi? me puella sumat,
Emptos non soleo polire dentes.

(MARTIAL, lib. XIV, epig. 56).

L'os et l'ivoire sont là pour remédier au désordre
de la bouche d'Eglé :

Sic dentata sibi videtur, Ægle,
Emptis ossibus, Indicoque cornu.

(MARTIAL, lib. I, epig. 73.)·

Galla ôte, pendant la nuit, ses dents artificielles :

Cum sis ipsa domi, mediaque ornere Subura,
Fiant absentes et tibi, Galla, comæ ;
Nec dentes aliter, quam Serica nocte reponas,
Et lateas centum condita pyxidibus.

(MARTIAL, lib. IX, epig. 38).

On pourra, également, consulter HORACE sur ce
point (cf. Satire I, VIII, 48).

*
* *

GALIEN ne parle pas plus de la prothèse dentaire
que si elle n'existait pas de son temps ; et cependant, son contemporain du IIe siècle, LUCIEN, nous
montre qu'en Grèce, cette opération se pratiquait.
C'est la prothèse grecque que l'on retrouve dans
les écrivains arabes du Xe siècle ; c'est encore elle
que nous retrouvons au XIVe, dans GUY DE CHAULIAC, et au XVIe, dans AMBROISE PARÉ. Toutefois, il

semble que cette opération ait été abandonnée pendant toute la durée du moyen âge, et que l'usage des râteliers ait disparu à cette époque.

*
* *

Quand Saint Louis mourut, en 1270, à l'âge de 55 ans, sa mâchoire ne possédait plus qu'une seule dent. « La mandibule de Monsieur St. Louis, Roy de France, toute entière défaillante à l'exception d'une dent », consigne l'historien de l'Abbaye de Saint-Denis (t. II, 348).

Le cadavre de Charles le Téméraire fut reconnu à six choses... « la première et la principale fut aux dents de dessus (1477), lesquelles il avait autrefois perdues par une cheute. »

Louis XIV avait, on le sait, de très mauvaises dents : trente ans avant sa mort, il ne lui en restait presque plus à la mâchoire supérieure, et celles d'en bas étaient toutes cariées.

Madame de Maintenon n'était guère mieux partagée ; elle écrivait, en 1714, à la Princesse des Ursins :

Je ne vois presque plus, j'entends encore moins ; on ne m'entend plus, parce que la prononciation s'en est allée avec les dents.

Maints personnages portèrent des râteliers (notamment Mlle de Gournay, fille d'alliance de Montaigne), « pour parler plus facilement » ; mais ils les ôtaient pour manger, tant ils étaient de construction défectueuse, et parce qu'ils ne pouvaient servir à la mastication.

Dans le pamphlet intitulé : *Description de l'isle des Hermaphrodites*, on peut lire que beaucoup d'entre ceux-ci avaient « *des dents artificielles, qu'ils avaient ostées devant que se mettre à table* ».

Au XVIIIe siècle, la prothèse dentaire fit de remarquables progrès : en 1780, le dentiste LADOUCETTE annonçait qu'il venait d'imaginer de nouveaux ressorts, en or, pour maintenir, avec toute la solidité possible, les mâchoires artificielles dans l'usage de la mastication et de la parole. « Elles servent surtout, à défaut de dents naturelles, à une trituration des aliments ; ce qui, comme l'on sait, est la base de toute l'économie animale. »

Enfin, en 1783, l'auteur du *Tableau de Paris*, Séb. MERCIER, indiquait un nommé CATALAN, rue Dauphine, comme le dentiste « le plus étonnant dans son art ».

Après des siècles d'oubli, voilà le râtelier rentré dans la pratique et rendant, par sa construction perfectionnée, les mêmes services qu'il avait, sous une autre forme, rendus dans l'antiquité.

Pourquoi Léon XIII n'avait pas de dentier ?

La nourriture du défunt Pontife était surveillée d'une façon toute spéciale, tant en qualité qu'en quantité.

Pour que Sa Sainteté se maintînt en excellente condition, on ne lui permettait pas toujours de manger à sa faim. Dans les derniers temps de sa vie, le pape ayant perdu toutes ses dents, on ne lui servait à dîner que des épinards, mélangés avec du macaroni.

Le Saint-Père, ayant un jour pensé qu'un dentier lui permettrait de prendre une nourriture plus substantielle, demanda à son médecin de lui en faire confectionner un. Celui-ci s'y opposa formellement, disant qu'avec un dentier, le pape mangerait beaucoup trop et que ce lui serait très nuisible.

Et le dentier ne fut pas commandé.

La transplantation des dents. (1)

L'impuissance des moyens thérapeutiques alors employés poussa les dentistes à pratiquer, avec une fréquence qui ne laisse pas que de nous étonner un peu aujourd'hui, une opération cependant assez délicate : la transplantation des dents.

La réimplantation avait été pratiquée depuis fort longtemps, pour remédier aux accidents dus à la défectuosité des instruments d'extraction, qui amenaient parfois une dent pour une autre. Les dentistes avaient remarqué que la dent saine, remise en place, reprenait assez souvent sa solidité première. Encouragé par le succès de cette opération, ils tentèrent la transplantation de dents vivantes, et même de dents sèches (2).

Certains opérateurs allèrent même plus loin dans leurs tentatives de greffe et BOURDET nous apprend, avec indignation du reste, qu'un dentiste avait pra-

---

(1) Cf. *Etude hist. sur la thérapeutique dentaire*, par le Dʳ Maurice ROY. Publication de l'*Odontologie*, 1900.

(2) C'est vers 1770, que HUNTER fit, sur la greffe dentaire, des études fort intéressantes et réussit même à greffer une dent humaine dans la crête d'un coq. (*OEuvres complètes de Hunter*, traduction RICHELOT, 1843, t. II, 130).

tiqué l'implantation de dents dans les alvéoles artificiellement creusés (1).

Ambroise Paré connaissait déjà la transplantation et, au XVIIIe siècle, cette opération était pratiquée couramment. A cette époque même, les petits ramoneurs étaient en quelque sorte les fournisseurs attitrés de bonnes dents pour transplantation.

Les petits ramoneurs de Paris, nous dit Laforgue, sont ordinairement d'excellente santé ; la pauvreté et l'ignorance du prix de leurs dents les portent à se les laisser arracher pour de l'argent ; les dentistes les arrangent pour être mises à la place de celles qu'ils veulent remplacer. (2)

Le succès était loin de couronner toujours cette opération ; mais les gens riches la recherchaient quand même, lorsqu'une dent antérieure venait à être détruite par la carie, dont les dentistes d'alors, nous l'avons vu, étaient bien souvent impuissants à arrêter les progrès.

(1) Il y a quelques années, à Paris, un charlatan des plus confirmés s'avisa de substituer de nouvelles dents à des racines qu'il extirpait. Il commençait par excaver le fond de l'alvéole, pour l'agrandir et pour y loger plus avant la racine de la dent de remplacement, qu'il disait être une dent de mouton pour singulariser cette belle manœuvre, mais qui n'était qu'une dent ordinaire. Il osa même faire à d'autres personnes, privées depuis longtemps de leurs dents, une opération encore plus douloureuse : il leur ouvrait les gencives et faisait dans la mâchoire un trou assez profond, pour y loger la racine d'une dent nouvelle, qu'il attachait par un fil aux dents voisines, en attendant, disait-il, qu'elle fût reprise. (Bourdet, *Soins faciles pour la propreté des dents*, in-18. Paris, 1771).

(2) Laforgue, *loc. cit.*, 113. Ce sujet a fourni à Victor Hugo un épisode des *Misérables*.

L'Identification par les Dents

M. O. Amoedo s'est occupé, à maintes reprises,
de cette question ; après avoir rappelé les services
que peut rendre le dentiste au médecin légiste, il
cite de nombreux cas où ce mode d'identification
a été utilisé, et plus particulièrement celui d'un
chancelier du consulat allemand de Valparaiso.

Au cours de l'incendie du consulat, deux hommes
disparaissent : le chancelier et un employé subal-
terne. Sous les décombres, on ne découvre qu'un cadavre, absolument méconnaissable, dont la mort est
antérieure à l'incendie. Après diverses fausses ver-
sions, l'examen des mâchoires seul permet à
M. Valenzuela, directeur de l'Ecole dentaire du
Chili, d'identifier les restes : il s'agit de l'employé ;
effectivement, quelques jours après, la police arrêtait
le chancelier à la frontière. C'était lui, l'auteur de
l'incendie, de l'assassinat, et d'un vol commis à la
légation.

L'auteur en déduit que l'aide d'un dentiste-
expert peut être très précieuse, sinon indispensable, dans les instructions criminelles ou judiciaires.

Les premiers Dentistes.

Vers le début du quatorzième siècle, écrit Alf.
Franklin (1), l'art dentaire paraît n'avoir été représenté à Paris que par un seul spécialiste : il habitait la Cité, et est ainsi désigné dans la Taille de

(1) Vie privée des premiers Capétiens, t. II, 182.

1313 : « Martin le Lombart, qui trait (extrait) les denz. » (1)

C'est peut-être tout ce qu'il savait faire. En tout cas, il ne songeait guère à insensibiliser ses clients, bien que le moyen âge se flattât de posséder dans la mandragore un anesthésique aussi puissant que notre chloroforme.

Les soins de la bouche chez les Marocains.

Les Marocains ont, en général, de très belles dents, très blanches et très solides. C'est qu'ils en prennent grand soin ; comme ils mangent avec les doigts, même dans les classes riches, ils ne manquent jamais, le repas fini, après s'être lavé les mains, de se rincer la bouche à l'eau tiède et au savon : c'est un des nombreux rites qui président aux festins (2).

La brosse à dents est remplacée par le « souak » (écorce de racine de noyer). On en vend dans les souks (bazars) de petits paquets ; l'intérieur en est rempli de tiges de thym et de lavande, dont le parfum imprègne peu à peu l'écorce.

Les Marocains mâchent de petits fragments de *souak*, puis s'en frottent les dents et les gencives.

(1) FRANKLIN, *op. cit.*, 155.

(2) Chez les gens riches, à la fin des repas, un esclave passe devant chaque convive avec le « tass », sorte de chaudron en cuivre ou en argent, surmonté d'un plateau ajouré et finement gravé, dont le milieu présente une sorte de coupe pour le savon. L'esclave verse de l'eau tiède sur les mains, au-dessus du *tass ;* puis, quand les mains sont lavées, le convive se savonne l'index et se frotte très soigneusement les dents ; enfin, il se rince la bouche, et le *tass* passe au suivant. C'est à ce moment qu'il est de bon ton de montrer sa satisfaction par des éructations soulignées du mot « Hamdoula » (Louange à Dieu !)

Une autre coutume est de mâcher une sorte de résine aromatique, semblable à l'encens, et qu'ils appellent « esselbanne » ; cela doit avoir, en effet, une certaine action antiseptique.

Cependant, s'il arrive qu'une dent se carie et devienne douloureuse, on fait un mélange de cendres de feuilles de laurier-rose et de tabac pulvérisé (1), qu'on applique *loco dolenti*.

Les soins de la bouche dans les temps modernes.

Que les soins de la bouche soient un peu délaissés aujourd'hui, nul n'y contredira ; sous ce rapport, nous sommes à peine plus avancés que nos ancêtres romains et gallo-romains : ceux-ci, nous le verrons bientôt, usaient déjà de cure-dents (2), en plume, en bois ou en argent, que l'on distribuait à la fin du repas.

A l'époque de Henri IV, on faisait surtout usage de cure-dents en bois de lentisque ; et les traités de civilité prescrivaient de « bassiner la bouche avec de l'eau, surtout en été ».

Erasme est, à cet égard, très explicite. Il recommande qu'on tienne les dents « nettes », et qu'on évite de les blanchir avec des poudres, ou de les frotter de sel et d'alun ; ce qui, à l'entendre, est nuisible aux gencives.

(1) H. Thierry, *Etude sur les pratiques et superstitions médicales des Marocains, et sur l'influence de la médecine française au Maroc.* Thèse de doctorat en médecine de Paris (Librairie Le François, 1917).

(2) Cf. *Du cure-dent et de ses inconvénients*, par E. Andrieu. Paris, 1869.

Mme de GENLIS, parlant des usages de la bonne compagnie à la fin du dix-huitième siècle, assure qu'au temps de sa jeunesse, les femmes, après le dîner ou le souper, se levaient de table pour se rincer la bouche. « L'usage actuel, à la fin des repas, dit-elle en propres termes, de se laver les dents et les mains à table, nous vient des Anglais. Avant la Révolution, les personnes se lavaient la bouche hors de table ; un domestique présentait, pour cela, une assiette, un verre d'eau et une serviette. Les hommes, et même les princes du sang, par égard pour les femmes, sortaient de la salle à manger et allaient faire la même chose dans l'antichambre. »

*
* *

Tout autant que nos modernes Parisiennes, les Romaines prenaient un soin particulier de leur bouche. Les élégantes, au temps de Martial, connaissaient la brosse à dents ; elles se gargarisaient avec des eaux aromatiques, ou prenaient des pastilles parfumées, afin de chasser les mauvaises odeurs de l'haleine. Dans les cabinets de toilette de la société antique, les poudres, de même que les eaux dentifrices, tenaient une large place.

Cela empêchait-il la carie ? Assurément non, si nous en jugeons par les pièces prothétiques qui nous restent de cette époque ; car on savait déjà, nous l'avons dit plus haut, fabriquer les dents postiches ; mais on ne pratiquait l'avulsion dentaire que dans les cas d'absolue nécessité. Avant d'y recourir, on soignait la bouche, tout comme le feraient les dentistes de nos jours ; mais certaines

des substances qu'on employait étaient passable-
ment répugnantes: ainsi PLINE conseille-t-il de se
frotter les dents chaque jour avec de la cendre de
rat, mêlée à du miel et de la racine de fenouil.

L'antiquité du Cure-Dent.

Pour compléter le nettoyage des dents, les Romains, nous le répétons, employaient le cure-dent,
qui permet d'enlever jusqu'aux moindres parcelles
alimentaires.

Le cure-dent est de date très ancienne. Il prenait
place parmi les mille petits objets qui composaient
une toilette minutieuse et raffinée.

On fit d'abord usage de cure-dents en épines de
porc-épic. « Il faut, dit PLINE l'Ancien, se servir,
comme cure-dents, d'une épine de porc-épic, pour
nettoyer et consolider les dents. »

Mais le goût du luxe, né de la vanité, fit adopter
aussi le cure-dent en argent : PÉTRONE, dans le
Satyricon, nous dépeint un élégant de Rome, TRI-
MALCION, armé d'un cure-dent en argent, et se net-
toyant sans cesse la bouche par mode de passe-
temps :

> Ut deinde spina argentea dentes perfodit.

Mais Martial condamne le cure-dent d'argent et
affirme que le lentisque est infiniment supérieur :
à son défaut, on peut faire usage d'un tuyau de
plume :

> Lentiscum melius : sed si tibi frondea cuspis
> Defuerit, dentes penna lavare potes.

Le lentisque (*pistacia lentiscus*) est un arbrisseau à feuilles paripennées, et à fleurs en grappes axillaires. Le bois, qui est grisâtre en dehors et blanc en dedans, passait pour avoir la propriété de raffermir les gencives. Esculanus, vieil édenté, promène sans cesse entre ses lèvres un cure-dent. « Celui, qui, couché au milieu de son lit, la tête chauve et surchargée de parfums, et qui fatigue ses mâchoires avec des branches de lentisque, celui-là ment, ô Esculanus, il n'a pas de dents. »

Certaines courtisanes, victimes peu résignées d'une sénilité précoce, remplaçaient le cure-dent en bois de lentisque par une petite branche de myrte, qu'elles tenaient entre leurs lèvres, lorsqu'elles étaient forcées d'ouvrir la bouche et de sourire. Mais chez les courtisanes, a dit BALZAC, « la tromperie coule comme la neige tombe du ciel. » (1)

Anecdotes et coutumes relatives aux dents.

Les dents ont été, de tout temps, considérées comme un des organes auxquels on attachait le plus de prix.

Les Grecs, au dire d'Aristote, faisaient si grand cas de leurs dents, qu'ils ne les tiraient ni ne les arrachaient, qu'elles ne branlassent et ne tombassent quasi d'elles-mêmes. « En témoignagne et avertissement de quoy, relate un médecin du seizième siècle, il y avait, au temple d'Apollon, une tenaille à tirer les dents, faite de plomb, pour si-

(1) *Hist. de l'art dentaire dans l'antiquité*, par le Dr Alphonse SOULÉ. Paris, 1913.

gnifier qu'il ne fallait tirer la dent si elle ne branle
et vacille tellement qu'elle puisse être arrachée et
tirée avec une tenaille de plomb, c'est-à-dire sans
force ou violence aucune, autrement non. »

*
* *

La peine du talion frappait, chez les Hébreux,
quiconque détruisait une dent ; et, chez les Musulmans, il ne fallait rien moins que l'autorisation du
souverain pour permettre l'extraction.

Au Moyen Age, celui qui brisait une dent était
puni aussi rigoureusement que celui qui cassait un
bras. On spécifiait, dans la procédure, qu'il y avait
une dent brisée ; les experts étaient entendus ; ils
pesaient le cas, exposaient longuement l'histoire de
la fracture, partielle ou totale, verticale ou horizon-
tale ; et le juge prononçait, après mûre délibéra-
tion, sa sentence, qui était sans appel.

On présume que les experts étaient choisis parmi
les *mires* les plus expérimentés, ou dans la classe
des chirurgiens-jurés. Moines, mires et charlatans,
tels furent, en effet, les premiers opérateurs.

Plus tard, les barbiers eurent le monopole de la
petite chirurgie et alternaient l'usage du rasoir
avec celui de la lancette et du pélican.

On sait ce qu'était le pélican, que l'astucieux Pa-
nurge avait placé dans l'une de ses « vingt-et-six
bougettes », avec « un daviet, un crochet et aultres
ferremens ».

Le pélican était ainsi nommé à cause de sa ressemblance avec le bec de l'oiseau de ce nom. Les
pélicans tenaient, à la fois, du davier et de la clef
de Garengeot.

Il en est déjà question dans les œuvres de Fabrice d'Acquapendente, « fameux médecin, chirurgien, professeur d'anatomie à la célèbre Faculté de Padoue », et l'instrument figure dans Ambroise Paré. Le bon et crédule Paré a conté, dans son naïf et savoureux langage, comment il faut se servir du pélican, si l'on ne veut pas s'exposer à certains désagréments :

Il faut, dit-il, estre bien industrieux à l'usage des pélicans, à cause que si on ne s'en sçait bien aider, on ne peut faillir à jeter trois dents hors la bouche et laisser la mauvaise et gastée dedans.

Qu'il soit vray, je veux ici réciter une histoire d'un maistre barbier, demeurant à Orléans, nommé maistre François-Louis, lequel avoit par-dessus tous l'honneur de bien arracher une dent, de façon que tous les samedis plusieurs paysans ayant mal aux dents venoient vers luy pour les faire arracher ; ce qu'il faisoit fort dextrement avec un pélican, et lors qu'il en avait fait le jettoit sur un ais de sa boutique. Or avait-il un serviteur nouveau, Picard, grand et fort, qui désiroit tirer les dents à la mode de son maistre : arrive, ce pendant que le dit François-Louis disnoit, un villageois, requérant qu'on lui arrachast une dent ; le Picard prit l'instrument de son maistre, et s'essaya faire comme luy ; mais au lieu d'oster la mauvaise dent au pauvre villageois, lui en poulsa et arracha trois bonnes. Et sentant une douleur extrême et voyant trois dents hors de sa bouche, commença à crier contre le Picard, lequel, pour le faire taire, luy dit qu'il ne dist mot et qu'il ne criast si haut, attendu que si le maistre venoit, il luy feroit payer trois dents pour une. Donc le maistre oyant tel bruit, sortit hors de table pour sçavoir la cause et raison de leur nose et contestation ; mais le pauvre païsan, redoutant les menaces du Picard, et encor après avoir

enduré telle douleur, qu'on ne lui fit payer triplement
la peine du dit Picard, se teut, n'osant déclarer audit
maistre ce beau chef-d'œuvre ; et ainsi le pauvre badaut
de village s'en alla quitte, et pour une dent qu'il pensoit
faire arracher en remporta trois dans sa bourse, et celle
qui lui causoit tout le mal en sa bouche. (1)

*
* *

On se montrait, en général, très sévère, dans
l'ancienne France, contre ceux qui transgressaient
les lois ecclésiastiques ; nul, si haut placé fût-il,
n'avait le droit de s'y soustraire.

CHARLEMAGNE, dès l'année 789, avait décrété la
peine de mort contre quiconque enfreindrait les règlements du Carême. L'empereur à la barbe de
fleuve donnait lui-même l'exemple à ses sujets ; son
dîner ne se composait, durant la période d'absti-
nence, que de jeunes orties en salade, d'olives, de
châtaignes et de noisettes.

Cette sévérité à l'égard des délinquants qui n'observaient pas le Carême, ne s'était pas ralentie au
dix-huitième siècle. Un jour de carême, la police
fit saisir des poulardes destinées au prince de Conti;
pour tromper l'espion, on avait eu la précaution
de mettre le dîner du prince dans des boîtes à perruques !

Mais qu'étaient les pénalités appliquées dans notre pays, en regard de la suivante.

En Pologne, le clergé, lorsqu'il constatait une
infraction aux lois du Carême, s'arrogeait le droit

____

(1) *Œuvres d'Ambroise Paré*, liv. XVI, chapitre XXVII ; édition de 1559.

de faire arracher les dents à ceux qui s'en étaient rendus coupables ; nous ne saurions dire combien de temps ont persisté ces barbares pratiques.

A propos de mœurs d'un autre âge, on cite souvent le trait du roi d'Angleterre JEAN, qui, ayant fait enfermer dans son château un Juif opulent, lui fit arracher tous les jours une dent, jusqu'à ce que le mécréant, voyant la moitié de sa mâchoire dégarnie, eût consenti à lui payer une somme considérable, que le tyran avait médité de lui extorquer.

Mutilations dentaires.

Dans certains pays, la mode veut qu'on se fasse arracher quelques dents, mais ce ne sont pas les mêmes dans les différents pays.

Les tribus des environs de Port-Jackson arrachent les deux incisives supérieures droites ; au Mackenzie, ce sont les deux incisives supérieures gauches qui sont sacrifiées. Sur les bords du golfe Carpentary, on fait sauter les quatre incisives supérieures ; ces quatre incisives supérieures sont encore arrachées sur le Haut-Nil, au Pérou, en Néo-Calédonie : la raison qu'en donnent ces populations, c'est le désir qu'elles ont de se distinguer des animaux ; elles oublient les ruminants.

*\
* *

Dans la plupart des pays, à l'avulsion des dents on préfère la fracture au ras de la gencive : nous citerons les Niam-Niam, les Pahouins, les Néo-Gui-

néens et, bien loin d'eux, les Esquimaux du Mackenzie, si bien observés par le R. P. Petitot.

Ailleurs, on emploie le limage, opération que,
dans un sentiment de réciprocité, chacun pratique
sur son voisin : chez les Malais, les Indo-Nésiens,
les Bahnars de la Cochinchine, on lime les quatre
incisives supérieures, vers l'âge de quinze ans. Toujours dans la crainte de ressembler aux animaux,
les Zoulous liment les canines.

Chez un grand nombre de peuples riverains de
la Casamance ou du golfe Bénin, comme chez les
Negritos des Philippines et chez les tribus de
l'isthme de Panama, on préfère tailler les dents en
pointe.

Les Dayaks de Bornéo, les Battaks de Sumatra
pratiquent un trou dans les incisives et enchâssent
dans ce trou un morceau de cuivre ou d'or ; les anciens Mexicains, au temps de la conquête, y en-
châssaient des pierres précieuses.

Le général Faidherbe a décrit, chez les Maures
du Sénégal, une étrange déformation, qui consiste
à donner, par des tractions répétées, aux deux incisives médianes, une direction oblique en dehors, de
telle sorte que leur face antérieure devienne supérieure et que leur face postérieure devienne inférieure ; elles font alors saillie entre les lèvres et
donnent à la physionomie un aspect étrange : c'est
ce qu'on nomme le prognathisme dentaire.

Pour en finir avec les fantaisies des différents
peuples, nous devons encore mentionner le *laquage
des dents*, pratiqué chez la femme annamite,

comme signe officiel de la cessation de l'état de virginité. L'opération du laquage est longue ; elle se pratique avec deux poudres, employées successivement, et de composition inconnue : une de couleur grise, l'autre de couleur violette. Les dents laquées conservent, longtemps même après la mort, une surface luisante et brune, à laquelle l'usage du bétel ne contribue nullement, ainsi qu'on le croit généralement.

Au Siam, on se contente d'une teinture en noir, toujours « pour ne ressembler ni au chien, ni à l'éléphant ». A Macassar, on préfère la couleur rouge ou verte ; enfin, par suite d'un sentiment qui semble être, dans sa naïveté, la caricature de la vanité humaine, les grands seigneurs de Sumatra se font enlever les dents et les remplacent par des dents artificielles, en or ou en argent (1).

Proverbes relatifs aux Dents.

I. — Avoir une dent contre quelqu'un.

Dans son livre sur l'*Extériorisation de la sensibilité*, M. de Rochas cite ces lignes, empruntées à Stanislas de Guaita :

(1) A cet extrait d'un savant mémoire du Dr Bordier, sur les *Mutilations ethniques* (Grenoble, 1893), il convient d'ajouter, pour ceux qui voudraient se documenter plus complètement sur cette question, les indications suivantes : Dr E. Magitot, *Essai sur les mutilations ethniques* (Discours prononcé au *Congrès d'anthropologie et d'archéologie préhistoriques*, de Lisbonne, le 25 septembre 1880) ; les *Mutilations dentaires au Mexique et dans le Yucatan*, par E.-T. Hamy (Paris, 1883) ; *le laquage des dents en noir chez les Annamites*, par le Commandant Bonifacy (*Bulletin de la Société pour l'avancement des sciences*, 17 octobre 1907).

Le volt de l'envoûtement magique est la figure, modelée en cire, du personnage dont on veut la perte. Plus la ressemblance est parfaite, plus le maléfice a chance de réussir. Si, dans la composition du volt, le sorcier peut faire entrer, d'une part, quelques gouttes de saint-chrême ou des fragments d'hostie consacrée ; d'autre part, des rognures d'ongles, une *dent*, ou des cheveux de sa future victime, il pense que ce sont là autant d'atouts dans son jeu, etc.

Ne serait-ce pas de là que serait venue cette locution populaire de menace : *qu'il prenne garde, j'ai une dent contre lui ?*

Le *Courrier de Vaugelas*, un excellent recueil disparu depuis plusieurs années, avait proposé une solution, pour le moins originale, à cette question, qu'un de ses collaborateurs avait agitée dans ses colonnes.

A bout de suppositions, cet ingénieux chercheur se demandait, avec quelque raison, si ce dicton populaire n'aurait pas été rapporté par les Croisés du fond de l'Arménie. Dans ce pays, en effet, existe une singulière coutume, qui n'est pas sans un frappant rapport avec l'énergique expression dont il s'agit.

Quand un Kurde a besoin d'argent, il emploie un moyen, aussi infaillible que bizarre, bien qu'un peu douloureux : il s'arrache une dent et va se prendre de querelle avec un chrétien. Puis, il se présente devant son chef, toujours partial, exhibe sa dent et prête serment comme quoi elle lui a été brisée par un chrétien durant une querelle : alors, à moins d'être gagné par le chrétien en veine de générosité métallique, le chef inflige à celui-ci une amende proportionnée avec sa fortune, sans qu'il ait aucun recours possible contre son agresseur et accusateur. La pièce à conviction, c'est-à-dire la dent arrachée, n'étant jamais saisie, sert successivement à plusieurs opérations semblables. Son détenteur la prête à ses amis, qui s'en servent de la même façon et avec le même succès.

Cette coutume est si connue dans le pays, qu'un proverbe dit : « Un Kurde a toujours ses dents dans sa poche. »

II. — Mentir comme un arracheur de dents.

A propos de ce proverbe, nous relevons dans le *Journal des Goncourt* :

Mardi, 1ᵉʳ mars. — Sur le proverbe : « Menteur comme un dentiste », prononcé par quelqu'un du dîner, le chirurgien LANNELONGUE dit : « Savez-vous l'origine de ce proverbe? Eh bien ! la voici : deux hommes se battaient dans la rue. L'un coupe le nez à l'autre avec ses dents. L'amputé ramasse son nez dans le ruisseau, et a l'idée de monter chez un médecin-dentiste demeurant en face, nommé Carnajou, qui lui recoud à tout hasard le nez avec du fil. Le nez reprend. Le dentiste répand la nouvelle, et l'on ajoute si peu de croyance à ses paroles, qu'on crée pour lui le proverbe en question. Et Carnajou passe si bien pour un menteur, qu'un vrai chirurgien, qui fait quelque temps après des réapplications de chair, n'ose pas les ébruiter.

Il arrive même que Desprez, un interne de Dupuytren, recolle un morceau de doigt à un individu qui revient lui montrer son doigt au bout de huit jours, et que Dupuytren, à qui on montre ce morceau recollé, l'arrache en disant : « Ça ne tient pas, ça ! »

C'était la doctrine du moment. Ce n'est qu'en 1838

que le recollement de la rhinoplastie fut hautement affirmé.

A la suite de la publication de cette anecdote, nous recevions du Dr Dureau, l'aimable bibliothécaire de l'Académie de médecine, la lettre suivante :

En ce qui concerne la rhinoplastie, l'anecdote citée par M. de Goncourt et attribuée à notre spirituel confrère M. Lannelongue, peut être très vraie, mais la date de 1838, donnée par M. de Goncourt comme étant celle des premières restaurations du nez, doit être reculée et de beaucoup d'années. CROISSANT DE GARENGEOT a, en effet, raconté, dans son *Traité des opérations de chirurgie* (1748), qu'à la suite d'une lutte entre deux soldats, l'un d'eux, qui avait mordu son camarade, rejeta de sa bouche le morceau d'appendice nasal qui le gênait, et que le mordu se hâta de ramasser cette portion de lui-même, afin de se la faire recoudre.

Bien antérieurement, en 1597, TAGLIACOZZI utilisait les nez des suppliciés pour remplacer ceux que ses blessés avaient perdus, et, à sa mort, les magistrats de Bologne lui firent élever une statue, qui le représentait tenant dans sa main... un nez ! Tagliacozzi, qui ne pouvait connaître le *Nez d'un notaire* d'Edmond About, a négligé de nous conter l'histoire de ses opérés, au point de vue psychologique post-opératoire.

Nous pourrions, de la sorte, remonter jusqu'à Celse, qui vivait à une date assez éloignée de 1838, mais il faut savoir se borner.

D'autre part, notre confrère, le Dr Georges PETIT, nous adressait, sur le même sujet, l'intéressante communication ci-dessous :

La *Revue de Stomatologie* (vol. X, janv. 1903, n° 1)

a publié un discours de M. le professeur Lannelongue (qui présidait le banquet offert à notre confrère CRUET), dans lequel on lit, page 3 :

En cherchant sans cesse la vérité, vous avez porté un dernier coup à cet affreux dicton, qui n'est pas sans rabaisser votre profession : *Mentir comme un arracheur de dents ;* comme Garengeot, faudrait-il dire ; peut-être l'ignorez-vous? On me demande d'où vient l'expression précédente ; en voici l'origine, je crois, la plus vraisemblable, et qui m'a été suggérée jadis par le travail de préparation de mon cours sur les greffes animales.

Garengeot a été un chirurgien assez célèbre, du milieu du XVIIIe siècle, connu par d'assez nombreux travaux ; pour le public, son nom est inséparable de la fameuse clef dont l'usage a été si répandu pour l'extraction des dents. Or, un jour, se présente brusquement chez lui un jeune homme qui portait dans sa main son nez, qu'un de ses camarades venait de lui couper avec ses dents, en se battant avec lui. Le nez étant tombé dans le ruisseau, le blessé le ramasse et le présente à Garengeot, qui, sans hésiter, le lave, le remet en place et l'y assujettit par la suture.

La greffe ayant pleinement réussi, Garengeot crut devoir parler de ce succès, très remarquable d'ailleurs pour son temps. Personne ne voulut le croire, et tout le monde de dire : *Mentir comme Garengeot,* c'est-à-dire, *comme un arracheur de dents.*

Racontée de cette façon, l'histoire est fort humoristique certes, mais la vérité historique n'y trouve pas son compte.

Afin de remettre les choses au point, et pour ne pas laisser l'erreur se propager, M. Lannelongue me permettra de dire que cette observation et l'opération elle-même appartiennent à GALIN, chirurgien-barbier du XVIIIe siècle, cité par René-François de Garengeot, membre de l'Académie de chirurgie, auteur d'un *Traité des opéra-*

lions, l'inventeur de la clef à « arracher les dents ».

Cette histoire, rapportée par Garengeot dans son *Traité des opérations de chirurgie* (t. III, p. 55), est racontée de la façon suivante par P.-N. Gerdy, dans son *Traité des pansements* (t. II, p. 580, année 1839, 2ᵉ édition) :

C'était en septembre 1724 ; un soldat se bat avec un camarade, qui lui arrache le bout du nez d'un coup de dent, le crache dans le ruisseau et le foule aux pieds, comme s'il pouvait en vouloir à ce bout de nez. Mais le soldat blessé, loin de tomber sur l'insolent, ramasse son morceau de nez et le jette, sans rien dire, dans l'officine du chirurgien Galin, pour courir après son adversaire.

Cependant, ledit Galin, qui avait de l'intelligence, devinant le retour du propriétaire, lave le morceau de chair informe qu'on a jeté dans sa boutique. Le soldat de retour, Galin le lui plante, en effet, au milieu du visage, le fixe avec des agglutinatifs et une fronde. Garengeot le panse à son tour le quatrième jour, et le trouve parfaitement réuni. Le fait est peut-être vrai ; mais plusieurs circonstances en rendent la narration ridicule et en compromettent le caractère.

Pierre-François Percy, savant chirurgien militaire (1754-1825), dans son article *Nez*, du *Dictionnaire médical* en 60 volumes, raconte qu'un chirurgien-major réunit un nez avec succès à la suite de la bataille de Rocroi ; mais il n'osa s'en vanter, de peur de passer pour un menteur, *comme il est arrivé à Garengeot :* d'où l'expression, qui courut à l'époque, *menteur comme Garengeot*, et qui se modifia rapidement en celle de *menteur comme un arracheur de dents*. Sous l'anonymat, l'allusion était tout aussi personnelle, comme cela arrive souvent.

Ajoutons, d'ailleurs, que Garengeot dut cette réputation à ce que la question de savoir si une partie du nez entièrement détachée peut contracter une adhérence complète, fut condamnée par l'Académie de chirurgie, comme nous l'apprend Jarjavay, dans son *Anatomie chirurgicale*, page 59.

Dr GEORGES PETIT.

Bons mots et réparties sur les Dents.

Le 9 juin 1606, HENRI IV était avec la reine, la princesse de CONTI, le duc de MONTPENSIER et le duc de VENDÔME, dans un carrosse qui les ramenait de Saint-Germain à Paris.

Quand ils furent arrivés au bac de Neuilly, seul le Vert-Galant ne voulut pas descendre de voiture, à cause de la pluie qui commençait à tomber ; le carrosse entra dans le bac, les deux derniers chevaux tombèrent dans l'eau, entraînant le lourd véhicule ; le roi piqua une tête, mais comme il était bon nageur, il se tira sans trop de mal de ce mauvais pas.

Nous n'aurions pas rappelé cet évènement, s'il n'eût eu un résultat tout à fait inattendu : le Béarnais, qui souffrait ce jour-là d'un mal aux dents très violent, en fut incontinent débarrassé. « Voilà, s'écria-t-il gaiement, la meilleure recette qui existe contre le mal de dents ! »

*
* *

Le peintre hollandais TÉNIERS ne manquait pas non plus de l'esprit de répartie. On raconte que sa dernière œuvre fut le portrait d'un procureur et que, sentant ses moyens affaiblis, il ne voulut plus rien entreprendre depuis. Comme on l'engageait à faire encore quelque tableau, il répondit en riant, qu'il avait toute sa vie fait usage du noir d'ivoire et que, pour peindre son procureur, il avait brûlé la dernière dent qui venait de lui tomber de la bouche : l'artiste était alors âgé de 80 ans.

*
* *

On se rappelle l'épisode du Neuf Thermidor. ROBESPIERRE, assis dans un fauteuil, le coude gauche sur les genoux et la tête appuyée sur la main gauche, reçoit dans cette position un coup de pistolet, qui lui fracasse la mâchoire inférieure, du côté gauche, en même temps que la joue correspondante était percée par le même coup de feu.

Le docteur VERGEZ, un des chirurgiens appelés à panser la blessure de l'Incorruptible, a relaté, à ce sujet, un trait qui décèle un rare fanatisme : lorsque le chirurgien eût posé les dents du blessé sur la table, un des canonniers s'en empara, et apostrophant le tribun tout pantelant, s'écria : « Ah ! scélérat, je garde tes dents, comme un monument d'exécration ! »

*
* *

Se laver les dents, ça les déchausse, disait à ROGER DE BEAUVOIR un bas-bleu, connu par ses excentricités de toilette.

— A ce compte-là, dit Roger, on ne devrait pas se laver les pieds ; ça les déchausse bien davantage.

Démosthène devait un jour plaider contre un certain Harpalus, que l'on voulait faire bannir d'Athènes, et qui le méritait bien; le coquin donna une belle coupe d'or à l'orateur ; le lendemain, Démosthène déclara qu'il avait une fluxion sur les dents, et ne pouvait parler : « Je le crois bien, dit Phocion, tu as dans ta gorge la coupe d'Harpalus (1). »

(1) *Essais dans le goût de Montaigne*, par Paulmy d'Argenson, 35.

Le Tronc.

Rappelons, en quelques mots, que le tronc se divise en *colonne vertébrale, thorax* et *bassin*.

COLONNE VERTÉBRALE

La colonne vertébrale, ou *épine du dos*, est composée de 26 petits os, appelés *vertèbres*, divisées elles-mêmes en vertèbres *cervicales, dorsales* et *lombaires*.

C'est par un mouvement de torsion excessive des vertèbres cervicales, que l'on tue ordinairement les lapins; le même résultat est obtenu lorsqu'on donne un choc violent au niveau de la nuque de ces animaux : c'est ce que l'on appelle communément *le coup du lapin*.

C'était, sans doute, pour obtenir plus rapidement la luxation de l'atlas, qu'en France, avant 1789, dans le supplice de la corde, l'exécuteur montait soit sur les mains liées derrière le dos, soit sur les épaules, soit encore sur la tête du patient (1).

*
* *

Bien avant FLOURENS, le physiologiste prédécesseur de CLAUDE BERNARD, le *nœud vital* était connu des anciens. Ils avaient déjà remarqué le point précis où il fallait trancher le haut de la moelle épinière chez les animaux, pour amener la mort

(1) WITKOWSKI. *op. cit.*, 58.

instantanément, c'est-à-dire à la jonction de l'occipital et de la première vertèbre cervicale, où se trouve le plancher du quatrième ventricule, qui se termine à peu près là.

Ce point, délicat entre tous, était connu des toréadors du cirque, dans les courses de taureaux qui se faisaient en Espagne ; mais nous allons voir qu'on l'avait découvert, bien avant notre ère, chez d'autres animaux.

Trois siècles et demi avant Jésus-Christ, se basant probablement sur des connaissances antérieures, comme, par exemple, sur ce fait que les bouchers assomment leurs animaux en les frappant à la nuque d'un coup de masse, le Carthaginois ASDRUBAL, frère d'ANNIBAL, avait fait la même découverte chez les éléphants de l'armée et l'avait mise en pratique dans le combat, lorsque ces animaux, devenus furieux et ingouvernables, à la suite des projectiles qu'on leur lançait du côté des ennemis, se retournaient contre leurs propres bataillons d'infanterie, pour échapper à de nouvelles blessures. On n'avait pas tardé à connaître l'expérience d'Asdrubal et à la mettre en usage d'un bout à l'autre du monde connu des anciens, chez les peuples qui se servaient d'éléphants à la guerre, depuis l'extrémité occidentale du nord de l'Afrique, jusqu'au fond de l'empire des Perses ; seulement, on s'y prenait différemment suivant les pays.

ASDRUBAL s'était servi de ce qu'il avait sous la main : les cornacs étaient armés d'un ciseau et d'un maillet en Afrique, depuis la mémorable découverte du général Carthaginois. Lorsqu'ils voyaient ces animaux entrer en fureur et se précipiter aveu-

glément dans leurs propres rangs, où ils jetaient la
confusion et le désordre, en renversant sur leur
passage les fantassins et les cavaliers, ils introduisaient leur ciseau derrière la nuque, entre les
oreilles, à l'articulation de la colonne vertébrale et
du crâne, et l'y enfonçaient de toutes leurs forces,
en tapant dessus à grands coups de maillet. C'était
le moyen le plus expéditif et le plus sûr d'en finir
avec ces masses colossales, quand on n'arrivait plus
à les maîtriser. Aussi, dans certaines batailles, par
exemple à la bataille de Zama, vit-on plus d'éléphants tués par leurs cornacs que par les ennemis.

En Orient, on s'y prenait autrement à l'égard
des éléphants d'Asie, tout en suivant la même
méthode.

Leurs conducteurs avaient, tous, un couteau à
longue lame, dont le manche était attaché à leur
poignet droit, afin de ne pas le perdre et de l'avoir
toujours à leur disposition dans un cas pressant.
Ils l'enfonçaient d'un seul coup, sans hésiter, à l'endroit convenable.

FLOURENS a eu le mérite de préciser un fait et
d'en expliquer le mécanisme, mais cette technique
était connue depuis plus de deux mille ans avant
lui. Au reste, c'est là une manière de faire tout à
fait instinctive (1).

Bosses et Bossus.

Lorsque la courbure vertébrale est exagérée, il se
produit des gibbosités (de *gibbosus*, bossu).

(1) Dr BOUGON, in *Clinique générale de chirurgie*, du
Dr AUBEAU.

Ces protubérances ont servi de texte à des reporters fantaisistes, pour se livrer à de longs commentaires touchant... les immunités de la bosse, par rapport à la guillotine.

Tout cela, au sujet d'un affreux tortillard, condamné à mort pour avoir assassiné sa femme à coups de tranchet, et qui comptait un peu sur son infirmité pour lui valoir une commutation de peine.

De ce qu'un bossu n'a pas de cou, on en concluait à l'impossibilité de couper le cou à un bossu; or, les faits sont là, qui démontrent que l'opération est parfaitement possible, puisqu'elle a été faite maintes fois.

Le 21 septembre 1821, fut décapité un assassin, du nom de Pierre MERLIN, bossu par derrière et bossu par devant. Comme il était impossible de l'appliquer sur la planche à bascule, cette planche fut démontée la veille de l'exécution, et le condamné, au lieu d'être étendu horizontalement sous le couperet, se mit à genoux, le cou dans la lunette. Il fut, d'ailleurs, très proprement décollé, et sans aucune espèce d'accident.

Autre décapitation d'un bossu, le 7 avril 1839.

Celui-ci s'appelait Joséphin CENDRIER, et avait eu l'étrange idée d'assassiner sa tante, dont il était amoureux et qui lui résistait, comme l'Adèle d'*Antony*. Cendrier avait, par derrière, une énorme bosse et un cou presque imperceptible. Néanmoins, le bourreau le lui trancha net, avec *maestria*, et cela juste à l'endroit voulu.

Trois bossus, dont les noms importent peu, furent encore exécutés. Aucun accident ne marqua

ces trois exécutions : d'où il résulte qu'un bossu
est parfaitement guillotinable.

*
* *

Il y a quelques années, mourait rue Cuvier, à
Paris, un bossu dont on peut dire qu'il avait la
bosse de la statistique. Durant plus de 5o ans, il
avait appliqué sa bosse... aux bossus !

A sa mort, on découvrit, au lieu et place d'un testament, un volumineux manuscrit, monographie
soigneusement détaillée de la bosse, comportant
deux mille feuillets environ, et où il n'était question que de bossus.

Célibataire, riche, indépendant, notre homme
n'avait reculé devant aucun sacrifice, devant aucune fatigue, devant aucun danger, pour recueillir
les innombrables observations consignées dans son
gigantesque travail. Il avait voyagé partout.

*
* *

C'est en Europe, dans la zone tempérée, que se
rencontrerait, à entendre notre statisticien, le plus
grand nombre de bossus rachitiques.

C'est en Espagne, paraît-il, qu'il y a le plus de
bossus : dans une petite localité, au pied de la
Sierra-Morena, on en compte 1 sur 13 habitants.

En France, le bassin de la Loire en est peuplé ;
le rachitisme y règne presque à l'état endémique.

*
* *

Combinant les moyennes des chiffres rapportés
de tous les pays du globe, notre doux maniaque en
arrivait à ce résultat numérique, qu'il n'y a pas

moins de 1 bossu sur 1.000 individus, ce qui donne environ un million de bossus pour la terre entière. Puis, établissant que la hauteur moyenne de chaque bosse est de 20 centimètres, — il avait fait plus de 6.000 calculs pour arriver à ce résultat ! — il multipliait le million de bossus par la hauteur de la bosse, ce qui donnait une élévation de 200.000 mètres ; c'est-à-dire que toutes les bosses étant superposées, on escaladerait, par cette nouvelle et étrange échelle, 10 Cordillières, surmontées de 25 Monts-Blancs, auxquelles il faudrait ajouter comme appoint toutes les pyramides réunies, rehaussées de toutes les flèches des cathédrales de l'Europe.

Le dernier feuillet du manuscrit de cet original contenait son testament, dans lequel il était dit qu'il voulait qu'on mît sur sa fosse une bosse de marbre, en guise de monument, avec cette inscription :

> *Ci-gît un bossu*
> *Qui de la bosse eut*
> *Le goût, et sur la bosse sut*
> *Plus qu'aucun bossu.*

Le bonhomme eût été complet, s'il avait habité rue Lecourbe.

Un mode original de redressement des bossus.

C'est à Mme de GENLIS qu'on le doit.

Je m'intéresse particulièrement aux bossus, — c'est la comtesse qui parle, — ayant trouvé un moyen très simple de les redresser, en leur faisant tirer la corde d'une poulie à laquelle est un seau ; j'ai eu cette invention d'après l'observation faite à la campagne, qu'aucune servante tirant de l'eau depuis son enfance n'est bossue.

Elle ajoute en note :

L'exercice de la poulie. — M. Tronchin l'avait imaginé et pratiqué jadis avec succès pour redresser les tailles des enfants contrefaits. Il me conta ce fait il y a treize ans, et dès ce moment j'appliquai cette idée à l'éducation. Cette poulie attachée au plancher est parfaitement semblable à celle d'un puits ; seulement, au lieu de mettre un seau à la corde, on y attache un sac de peau, rempli de sablon ; j'ai fait placer autour de cette poulie, fixée au lambris, une balustrade fermée, pour prévenir les accidents que pourrait causer la chute du poids. Il faut, pour cet exercice, que l'enfant soit bien posé d'aplomb, que les pieds soient l'un contre l'autre, et ne s'élèvent jamais sur leurs pointes en tirant la poulie, et qu'il ne laisse pas glisser la corde dans ses mains, en descendant le poids.

A la campagne, on faisait cet exercice sur de véritables puits, placés dans les jardins d'enfants, c'est-à-dire un grand tonneau rempli d'eau, au-dessus duquel était posée la poulie. On tirait de l'eau pour arroser son jardin, et comme on ne pouvait augmenter la grosseur des seaux, parce qu'il fallait qu'ils fussent proportionnés à la petitesse du puits, j'avais imaginé de mettre à ces seaux un double fond, dans lequel on pouvait glisser des poids. (1)

Les talents de Mme de Genlis, comme éducatrice (2), sont trop connus pour qu'un commentaire soit nécessaire.

____

(1) *Mémoires de la Comtesse de Genlis.*
(2) Cf. *Mœurs intimes du passé,* 8e série : *Education de Princes.*

Rire comme un bossu.

On attribue aux bossus beaucoup d'esprit et de malice. *Rire comme un bossu* est un proverbe qui dénote leur caractère goguenard et satirique. Mais d'où provient cette disposition à l'esprit et à la malice ? Quelques personnes l'imputent à la nécessité où ils sont de repousser sans cesse les attaques des gens railleurs et incivils ; j'aimerais mieux, dit J.-B. Salgues (1), attribuer ce penchant à la constitution de leurs organes. La nature a établi une merveilleuse harmonie dans ses ouvrages. Chez l'homme, les facultés intellectuelles sont presque toujours en rapport avec les facultés corporelles. Un esprit délié suppose une organisation délicate. Donnez-moi une corpulence épaisse, des formes athlétiques, une figure forte, pleine, large, bouffie de santé, je doute qu'il sorte jamais rien de bien subtil d'une pareille complexion. Anacréon n'eût jamais composé ces odes charmantes qui l'ont rendu immortel, s'il eût ressemblé à Milon de Crotone.

Les bossus doivent avoir de l'esprit et de la finessse, parce qu'ils sont d'une constitution faible et délicate. On peut, sous le rapport de l'esprit et du caractère, comparer les bossus aux femmes : ils ont, comme elles, de la pénétration, de la subtilité, et rachètent comme elles en malice ce qui leur manque en force.

---

(1) J.-B. Salgues, *Des erreurs, des préjugés*, t. III, p. 190-191.

Thorax

On a prétendu, d'aucuns continuent à prétendre que « les corsets trop serrés empêchent la liberté des mouvements de la partie inférieure du thorax ». Instruisons impartialement le procès de cet appareil de contention, et voyons quels sont ses inconvénients, et s'il en a, ses avantages.

Historique du Corset.

Depuis que le monde est monde, on s'est élevé contre l'abus du corset, et le corset ne s'en porte que mieux ; il est vrai d'ajouter qu'on a considérablement amélioré le carcan primitif.

Les femmes grecques et romaines, qui tenaient à conserver la grâce et la beauté de leurs formes, se contentaient de ceintures, qui comprimaient modérément leurs seins, tout en les soutenant suffisamment.

Cependant, il fut un temps où elles se serraient probablement d'une manière exagérée la taille, car elles s'attirèrent les moqueries des satiriques.

Les Gallo-Romaines suivirent cet exemple ; sous Charlemagne, on vit apparaître la mode des robes très collantes, à travers lesquelles se dessinaient outrageusement non seulement les côtes et la poitrine, mais encore l'ombilic.

Le mot de *corset* (1) fut, pour la première fois, prononcé sous Charles V; on le retrouve dans un ouvrage imprimé en 1510, c'est-à-dire au début du seizième siècle ; mais, dès la fin du siècle précédent, on portait déjà en France des corsages étroitement lacés et garnis d'un busc sur le devant, que les dames revêtaient entre leur chemise et leur robe de dessus. On les appelait généralement des *corps piqués*.

Bien qu'ils ne fussent pas raidis par une armature ou des baleines d'acier, comme les corsages vénitiens, les corps piqués, si nous en croyons un prédicateur de la cour de Louis XII, étaient « si étroits par le haut du corps, qu'à peine les femmes pouvaient-elles dedans respirer, et souventes fois grant douleur y souffroient pour faire le gent corps menu. »

La première idée du corset vint du jour où l'on porta des robes collantes, des robes « justes au corps » ; c'est sous le règne de Louis VI et de son successeur que, pour mieux faire valoir sa taille, on eut l'idée de revêtir des corsages de dessus, moulant bien les formes.

*
* *

Sous Charles VI, les dames firent usage de corsages bourrés, afin de simuler une grosse poitrine, et elles adoptèrent les robes montantes.

---

(1) Sous le règne du papier-monnaie en France, on appelait *corset* un assignat de cent sous, parce qu'il était signé : *Corset*, du nom de l'employé préposé à son émission ; et les débauchés, en le présentant aux filles galantes, leur disaient : *corset pour corset*.

Isabeau de Bavière, et, sous Charles VII, Agnés Sorel, en même temps qu'elles échancrèrent leur décolletage, étranglèrent de plus en plus leur taille dans leurs *surcots*, garnis d'acier et munis d'une *coche* ou busc, en bois mince, placé sur le devant. Le surcot d'étoffe devint de plus en plus raide, prit la forme d'entonnoir, garni d'un ou de plusieurs buscs, et se transforma en *basquine* ou *buste*, vers la fin du seizième siècle.

*
* *

Sous le règne de Henri III, apparaît le véritable « corps » de baleine, porté autant par les hommes que par les femmes. On prétend que Catherine de Médicis aurait importé d'Italie cette mode, qui, pendant un temps, fit fureur.

Les effets en furent désastreux. Les femmes, au dire d'un contemporain, avaient « la poitrine large, eslevée et nettement couverte d'odoriférante charnure, sur laquelle ont esté jointes et séparément bien troussées ces deux pommettes, fontaine de vie naturelle, plus dures et plus souhaitables que toute pomme d'or. » Ce seront les derniers représentants d'une génération saine et fortement constituée. Vienne le corset, les femmes comprimeront leur corps souple et vigoureux dans des bustes de fer, leurs viscères seront déplacés, leurs côtes déformées, leurs organes atrophiés.

C'est l'époque où Ambroise Paré, médecin à l'Hôtel-Dieu, montrait à ses élèves, sur la table de dissection, de jeunes femmes, misérablement « espoitrinées », dont le corset avait fini « par trop serrer et comprimer les vertèbres du dos, les jeter hors leur place, ce qui fait que les belles sont bossues et grandement émaciées par faute d'aliments. »

Paré a donc été, vraisemblablement, le premier (1) médecin qui se soit élevé, au nom de l'hygiène, contre le corset.

*
* *

Et voyez les grands effets nés des moindres causes: la névrose sera la conséquence des troubles de l'économie, déterminés par le corset. « Les peuples bien portants, écrit très judicieusement Bouchot (2), engendrent des Rabelais, s'épanouissent en gaietés bruyantes ; les races débilitées créent les pamphlétaires, les monomanes de toutes catégories. Quand Henri II mourut, les levains morbides avaient lentement pénétré la société, les figures pâlissaient et s'allongeaient. On gagnait en élégance et en raffinement d'esprit, ce qu'on perdait en vigueur et en bon sens. Les enfants royaux eux-mêmes n'auront pu se soustraire à ces influences néfastes. Tous sont venus au monde plus ou moins touchés de vices congénitaux, qui ne pardonnent guère ; leurs figures sont boursouflées d'humeurs, leurs yeux cerclés de bleu; ils ont une enfance pénible. Dès leur premier âge, les princesses sont enfermées et torturées dans leurs bustes durs, gênant la croissance,

____

(1) Riolan, médecin de Marie de Médicis, rapporte que, de son temps, presque toutes les jeunes filles de la cour se serraient à outrance, avaient une épaule plus grosse que l'autre : « à peine sur cent, ajoute-t-il, en trouve-t-on dix, qui aient les épaules bien faites. »

(2) *Les Femmes de Brantôme*, par H. Bouchot.

broyant les chairs tendres. C'est la fin d'une race, peu prévue et irrémédiable. »

Cent ans plus tard, en dépit des malédictions du clergé, des conseils et des menaces des médecins, des arrêts du Parlement (1), le beau sexe continuait à se serrer la taille, jusqu'à en perdre le souffle. Bouvart, médecin de Louis XIII, appelé à faire l'autopsie de la duchesse de Mercœur, laissait échapper cet aveu :

> *Les côtés du thorax, au dedans retirés,*
> *Retenaient poumons un petit peu trop serrés.*

Le dix-huitième siècle consacra le triomphe complet du corset. Les évanouissements et les syncopes des belles dames du temps n'ont pas d'autre cause qu'un corset trop serré. L'anatomiste Winslow, le filleul du grand Bossuet, le médecin hollandais Camper, s'élevèrent avec force, mais en pure perte, contre cette mode meurtrière.

Des médecins renommés d'Allemagne, d'Angleterre ; en France, des écrivains, comme Jean-Jacques Rousseau et Buffon, mirent leur éloquence au service de la même cause.

En 1770, un livre, qui résumait toutes les raisons

---

(1) Nous allons, par un seul exemple, prouver combien l'empire de la mode est irrésistible. Joseph II voulut abolir la coutume des corsets dans ses États : il en défendit l'emploi dans les maisons d'orphelins, dans les couvents, et dans toutes les institutions consacrées à l'éducation. Désirant vouer au mépris un usage que Plaute avait sans succès tourné en dérision à Rome, il ordonna que les femmes condamnées aux travaux publics portassent désormais des corsets et des paniers. Mais cet empereur fut moins puissant que la mode, et le corset fut conservé dans la monarchie autrichienne.

données par les maîtres, parut sous ce titre significatif : *Dégradation de l'espèce humaine par l'usage des corps à baleines, ouvrage dans lequel on démontre que c'est aller contre les lois de la nature, augmenter la dépopulation et abâtardir pour ainsi dire l'homme, que de le mettre à la torture dès les premiers instants de son existence, sous prétexte de le former.*

L'auteur de ce factum était un M. BONNAUD, qui n'est pas autrement connu. Un tailleur de corps, de Lyon, nommé REISSNER, prit la plume pour la défense du métier. Il s'en tira avec adresse. Sa thèse était que, parmi les inconvénients reprochés au « corps », il y en avait que les bons fabricants savaient éviter ; que d'autres résultaient de l'application maladroite des appareils ; enfin, que l'on mettait sur le compte des « corps » beaucoup d'effets dans lesquels ils n'étaient pour rien (1).

*
* *

Nous avons franchi le grand siècle, celui de LOUIS XIV, sans nous y arrêter : est-ce à dire qu'on ne portât pas de corset sous le règne du plus absolu des monarques? Il faut être un NAPOLÉON, pour exiger qu'une femme ne meurtrisse pas sa progéniture, en l'étranglant dans ses propres entrailles.

Le corset des élégantes, au temps de Louis XIV, était une sorte de brassière, lacée par derrière, agrafée par devant, échancrée sur la poitrine, mais montant dans le dos presque jusqu'au cou. C'était

(1) QUICHERAT, *Histoire du costume en France.*

le *corps* que Mme de MAINTENON recommandait aux élèves de Saint-Cyr.

A la Cour, on était moins modeste : sous le velours brodé des *justaucorps*, la coquetterie exigeait que l'on mît un corset de soie, à rayures ou à fleurs, lacé d'or, et orné d'un bijou sur le bord :

Un beau nœud de brillant dont le sein est saisi
S'appelle un « boute-en-entrain », ou bien un « tâtez-y ».

Mme de SÉVIGNÉ, qu'il faut toujours appeler en témoignage, mettait son corset à même la peau ; souffrant d'un rhumatisme, elle écrivait à sa fille : « Ah ! si vous m'aviez vue en robe de chambre, coiffée de nuit, dans une grande chaise, avec des oreillers ! De bonne foi, vous ne reconnaîtriez pas cette personne qui se coiffait en toupet, *qui mettait son buse entre sa chair et sa chemise*, et qui ne s'asseyait que sur la pointe des sièges pliants... »

*
* *

La forme du corset ne changea pas sensiblement au siècle suivant, mais elle s'allongea et se raidit de plus en plus, faisant aux femmes, comme deux siècles auparavant, une « pause » rigide.

La mode s'en généralisa tellement, que Paris faillit manquer de *baleines !* Heureusement, ou malheureusement, le péril fut conjuré, et le corset reprit son empire.

Nous allons voir si cette tyrannie, qu'aucun tyran n'a pu abattre, doit être subie en silence, ou s'il convient de s'insurger contre.

Le Corset est-il nuisible ou utile ?

Quel est l'avis des hygiénistes sur le corset ?

Pour montrer, dès l'abord, que nous n'apportons aucune passion dans le débat, nous invoquerons l'opinion d'une femme, Mme TYLICKA, née BUDZINSKA, qui a précisément choisi pour sujet de thèse : *Le corset, ses méfaits au point de vue hygiénique et pathologique.* Ce début promet !

Notre « consœur » n'a pas craint de se barbouiller de latin et de grec, pour nous montrer que, dès la plus haute antiquité, on avait reconnu les méfaits de l'instrument de torture que vous connaissez. Déjà TÉRENCE (159 ans avant J. C.) se moquait, dans une de ses pièces, de « la dangereuse coutume de comprimer outre mesure la taille des jeunes filles ».

Une remarque, qui n'est pas à l'avantage de nos citadines : Mme Tylicka nous fait observer que la mode du corset ne s'est répandue que très lentement à la campagne ; particulièrement chez les Slaves, les paysannes ne s'en embarrassent pas.

En Pologne, dit Mme Tylicka dans sa thèse, où nous connaissons personnellement le costume des villageoises, les paysannes, jeunes et âgées, remplacent le corset par un corsage sans manches, décolleté, fait de toile très forte et boutonné en avant ; il suffit tout à fait pour soutenir les seins plus ou moins gros.

« De mille filles villageoises, écrivait déjà le bon AMBROISE PARÉ, on n'en trouve pas une de bossue, à raison qu'elles ont eu le corps astreint et trop serré. »

Un auteur du dix-huitième siècle (1) témoigne de son côté :

Les bossues, les bancroches, les rachitiques, toutes les personnes mal construites et mal bâties, ne sont communes que dans les grandes villes, où l'on a la coupable manie d'emmailloter les enfants et de les mettre ensuite à la presse dans des corps à baleine.

*
* *

Le Dr Witkowski, qui a fait de laborieuses recherches à cet égard, a dirigé notre attention sur un point que n'ont pas manqué de relever les artistes et tous ceux qui ont quelque sentiment esthétique : ce qui frappe dans les chefs-d'œuvre immortels qui résument l'idéal de la beauté féminine, c'est qu'aucun de ces types presque divins n'a la taille fine. Pour ne prendre comme exemple que la Vénus de Médicis, qui a 1 m. 64 de stature, si l'on suppose sa taille tout à fait ronde, elle serait représentée par un peu plus de 80 centimètres. Que nous sommes loin de ces tours de taille de 50 centimètres, et même moins, auxquels aspirent tant de coquettes de nos jours !

*
* *

Nombreux sont les accidents dus au corset, accidents qui passent souvent inaperçus, mais qui ne manquent pas d'influer sur l'évolution de nombre de maladies.

(1) Bonnaud, *Dégradation de l'espèce humaine par l'usage des corps à baleine*, 1770.

Dans ses *Etudes historiques et médicales sur l'usage des corsets*, BOUVIER en a tracé un tableau qu'il a raison de dire incomplet ; nous allons suppléer aux nombreuses lacunes que son travail contient, par une énumération limitée, nous le reconnaissons, par le cadre même qui nous est départi.

D'abord, le corset produit des déformations osseuses : saillie du thorax en avant ; — épaule droite plus saillante et plus élevée que la gauche (RIOLAN, WINSLOW) ; — gibbosité (GALIEN) ; — mal de Pott (HAYEM) ; — abaissement et rapprochement permanents des côtes inférieures ; leur chevauchement (A. PARÉ) ; — leur déjettement en dehors ; — l'enfoncement de la cinquième à la neuvième côte (HAYEM) ; — l'enfoncement de l'extrémité inférieure du sternum ; le rétrécissement de la base du thorax (BOUVIER).

Les déformations de la cage thoracique dues au corset sont telles que l'anatomiste CHARPY a pu écrire : « Ce n'est pas chose facile de trouver des poitrines de femme de 25 à 30 ans, qui ne soient pas déformées par le corset ou les vêtements. »

De ces déformations résultent de nombreux troubles respiratoires et circulatoires. Parmi les premiers, le plus important est d'annihiler le rôle du diaphragme dans les mouvements respiratoires, et, par suite, de prédisposer à la tuberculose.

WINSLOW, en 1741, avait déjà fait observer que les femmes supportent les incommodités du corset « par une habitude de jeunesse, par la force du tempérament jointe à l'interruption de cet habillement pendant le repos de la nuit. »

Des troubles apportés par le corset à la respiration et à la circulation résultent souvent des évanouissements, des syncopes, qui parfois entraînent la mort. Témoin le cas, rapporté par RÉVEILLÉ-PARISE, d'une dame très forte, qui luttait tellement contre une obésité croissante, qu'elle se faisait lacer par sa domestique à plusieurs reprises, jusqu'à la suffocation et qui, un beau jour, pendant cette opération barbare, mourut subitement d'apoplexie !...

*
* *

On sait combien les troubles digestifs sont nombreux chez la femme ; ils sont surtout dus au corset. Nous citerons, parmi eux, ce bruit bien connu de *glou-glou*, parfois si prononcé qu'il est désagréable autant pour l'entourage que pour la malade, bruit qui, 99 fois sur 100, cesse avec l'usage du corset.

On constate, en outre, la déformation et le déplacement du foie, augmenté dans son diamètre vertical et repoussé vers la fosse iliaque, réduit dans les autres sens et déprimé en outre à sa surface, par les côtes, qui s'impriment en quelque sorte dans sa substance. (BOUVIER, DECHAMBRE, NATALIS-GUILLOT).

L'étranglement du foie au niveau du rebord costal peut en détacher une partie, qui forme alors une tumeur mobile (POTAIN). « Le foie, dit FONSSAGRIVES, chassé par le corset étroit, à la manière d'un noyau de cerise pressé entre les doigts, va parfois chercher un refuge jusque dans le bassin. »

Pour juger des troubles que le corset apporte dans les fonctions digestives, il suffit de voir la peine qu'une femme éprouve à remettre son corset après le repas.

*
* *

L'abus du corset provoque la mobilité et le déplacement du rein droit, repoussé par le foie ; des envies fréquentes d'uriner, dues à la compression de la vessie par le refoulement de l'intestin ; l'abaissement et le renversement de l'utérus : d'où la stérilité, les métrites, douleurs abdominales et lombaires, troubles de la menstruation, hémorragies utérines.

« L'usage du corset, dit SERRES, n'est pas seulement funeste à celle qui le porte; si nous n'y prenons garde, il atteindra la race. Car cette mode ridicule et meurtrière s'attaque à la source même de la vie et tend à l'altérer. »

Il peut déterminer, chez le fœtus, certaines difformités et même sa mort, ainsi que celle de la mère.

En résumé, le corset serait un vêtement essentiellement anti-hygiénique, dont l'usage provoque à la longue des troubles respiratoires, circulatoires et digestifs, et dont l'abus provoque de nombreux états pathologiques, tels que : dilatation de l'estomac, abaissement et déformation du foie, rein mobile, chloro-anémie.

*
* *

Il nous reste bien peu de place pour parler des avantages du corset, mais elle nous suffira amplement.

Parmi les rares médecins qui, au siècle dernier, firent l'éloge du corset, figurent au premier rang

Platner et Le Brand; ce dernier conseille même aux enfants l'usage des corps baleinés, « pourvu qu'ils puissent se retourner tous les jours ». Avec cette précaution, le *corps* (corset) ne se moulera pas sur le corps de l'enfant, et n'en prendra pas la figure, la baleine perdant le lendemain le mauvais pli qu'elle avait pris la veille. Il serait encore préférable, fait observer non sans humour un de nos confrères, de changer chaque jour de corset, comme on le fait pour les chaussures.

Le Dr Lutaud reconnaît au corset de précieux avantages :

C'est là un véritable soutien pour la femme, qui constitue en quelque sorte comme le dossier d'une chaise ou d'un fauteuil, contre lequel toute la partie supérieure du corps se repose.

Le corset est un accessoire indispensable pour soutenir les jupes, les jupons, tous les vêtements inférieurs de la femme, vêtements dont le poids total atteint sept, huit kilogs, davantage même, depuis que le juponnage a pris tant d'importance. Comment maintenir toute cette masse, si l'on n'avait le corset? Ce ne pourrait être que par des cordons, qu'il faudrait forcément serrer beaucoup, ce qui ne manquerait pas de blesser la taille.

Le Dr Félix Regnault admet le corset comme ceinture et le réprouve comme fourreau compresseur. Pour lui, la striction modérée de ce vêtement sur les viscères abdominaux serait loin d'être pernicieuse à la santé.

Citons encore comme témoin à décharge une doctoresse, Mme Bl. Edwards-Pilliet, qui a déposé en toute connaissance de cause :

Un corset, serré au delà du bon sens, déforme le foie,
en diminue le volume ; il agit également sur les poumons, sur l'estomac, c'est entendu; mais enfin, il y a une
limite à tout. Ce ne peut être que des troubles plus ou
moins graves, je le veux bien, mais qui avertiront suffisamment la victime lorsqu'ils deviendront dangereux.

Après tout, on n'est pas le bourreau de soi-même,
et il y a un moment où l'on cesse de trouver du plaisir à
se faire souffrir, fût-ce pour être jolie.

Entre autres avantages du corset, il en est un
qui n'est pas à dédaigner : il sert, à l'occasion,
de cuirasse protectrice contre les contusions
et les blessures : ainsi, la fille du chirurgien Just
LUCAS-CHAMPIONNIÈRE dut peut-être la vie à l'une
des baleines de son corset, qui amortit le choc d'une
balle de carabine Flobert, avec laquelle un jeune
étourneau de télégraphiste chassait des moineaux,
aux Champs-Elysées.

*
* *

A l'incendie du Bazar de la Charité, en mai 1897,
quelques corsets ont servi à établir l'identité de
plusieurs cadavres méconnaissables : ainsi fut
reconnue Mlle Elise BLOUSKA, bibliothécaire de
M. JULES CLARETIE, âgée de soixante-deux ans, qui
portait un corset, rembourré sur la face dorsale. Ce
détail fut donné par M. CLEMENCEAU, qui le tenait
de la sœur de la victime.

*
* *

Vous avez maintenant sous les yeux toutes les
pièces de la procédure ; vous avez entendu le réquisi-

sitoire de la Faculté, les avocats du prévenu,
libre à vous de vous déterminer ; nous nous gar-
derions d'influencer, en matière aussi délicate, votre
verdict.

Le Corset dans l'Art.

Un médecin allemand vient de faire des constatations archéologiques, tendant à réhabiliter
l'instrument de torture que la plupart des hygiénistes s'accordent à condamner. Le *Journal des Débats* produit à ce sujet la note suivante :

On vient d'exposer à Dresde les œuvres de LUCAS
CRANACH. Les peintres y ont pris leur plaisir, et les
orthopédistes leur profit. Car un médecin, le docteur
SCHLANZ, a été frappé d'y voir qu'ÈVE, LUCRÈCE et les
déesses mêmes avaient le dos rond. Il en ressentit une
tristesse, qu'il divulgua dans la *Semaine médicale allemande*. L'infirmité de ces figures n'est pas un caprice
dépravé de Cranach ; car ses portraits de femmes sont
également rachitiques et la duchesse CATHERINE présente
un cas de scoliose bien accentué. ALBERT DÜRER, qui dessine un Adam magnifique, infléchit pareillement l'épine
dorsale d'Ève. Comme on ne peut douter de la sincérité de ces maîtres, on doit avouer que la femme
allemande de la Renaissance avait l'échine tordue. Le
docteur SCHLANZ a trouvé la cause d'une si grande dis-
grâce dans le costume, qui était bien moins soutenu
qu'aujourd'hui de baleines et d'acier. Là, est la cause de
dégénérescence du type féminin. Poursuivant ses études sur d'autres époques, le docteur Schlanz est arrivé
à cette formule générale, que toutes les générations sans
corset avaient le dos voûté. L'érudition conduit à tout,
et il n'est pas de découverte trop ingénieuse pour la
science allemande ; mais il serait intéressant d'appli-

quer à l'antiquité la formule du docteur saxon, et de
savoir si Cléopatre, dont nous savions déjà qu'elle avait
le nez trop court, n'avait pas également le dos circon-
flexe.

Le Corset-cuirasse de Louis XVI.

C'est à Mme Campan que nous en devons la révélation. Voici ce qu'elle rapporte dans ses *Mémoires*,
dont la véracité n'a jamais été sérieusement con-
testée :

Depuis longtemps, les amis du Roi et de la Reine (1),
redoutant pour eux le fer des assassins, les avaient sup-
pliés de porter une sorte de cuirasse sur la poitrine, de
façon à éloigner tout danger. Le 14 juillet, jour destiné
par la Constitution à l'anniversaire de l'indépendance
de la nation, approchait. Le Roi et la Reine étaient con-
traints d'y paraître ; sachant que le complot du 20 juin
avait leur assassinat pour but, ils ne doutèrent pas que
leur mort ne fut arrêtée pour le jour de cette fête nationale. On conseilla à la Reine, pour donner aux amis
du Roi le temps de les défendre, si l'attaque avait lieu,
de le garantir du premier coup de poignard, en lui faisant porter un plastron. J'eus l'ordre d'en faire faire
un chez moi : il était composé de quinze épaisseurs
de taffetas d'Italie, et consistait en un gilet et une large
ceinture. L'essai de ce plastron fut fait ; il résistait aux
coups de stylet et plusieurs balles s'y amortirent.
Lorsque l'ouvrage commandé fut terminé, la difficulté fut de le faire essayer au Roi sans courir le risque d'être surpris. Je portai cet énorme et pesant gilet
en jupe de dessous pendant trois jours, sans pouvoir

(1) On fit faire, pour Marie-Antoinette, un corset semblable
au gilet-cuirasse du Roi ; en dépit des supplications de son entourage, elle ne consentit jamais à en faire usage.

rencontrer le moment favorable. Enfin, le Roi put un matin, dans la chambre de la Reine, ôter son habit et essayer le plastron. M. Gentil, premier valet de garde-robe, m'aida à faire essayer ce gilet, qui servit au Roi le 14 juillet 1792 ; M. de Parois (1) en fit faire un second quelques jours avant le 10 août.

(1) Le chevalier de Paroy, dont Etienne Charavay a publié les *Mémoires*.

MEMBRES

A. — MEMBRE SUPÉRIEUR

La Main, sa psychologie.

La main règne d'un air impérieux, car tout
Ne s'accomplit que par elle, tout dépend d'elle ;
Pour le nid du bonheur, elle est une hirondelle ;
Et pour le vin de joie, elle est le raisin d'août.
. . . .

Main de ma destinée, où tout se présagea !
Et le premier émoi de mes mains dans les mains !
. . . .

Mains modestes, mains calmantes, mains magnétiques,
Pâles d'avoir semé des fluides dans l'air.
. . . .

Mains complices de tous les actes, de tous les
Elans de l'âme ! Mains qui sont comme les clés
Pour ouvrir tous les cœurs et toutes les serrures.
O si subtiles mains, expertes aux luxures
Qui dosent le péché, qui graduent la langueur !
O si subtiles mains, expertes aux prières,
Jointes comme les mains des saints dans les verrières,
Mains des outils pour se façonner son bonheur !
Toutes les mains : d'amants, de héros, de fileuses ;
Les mains ont des reflets comme le fil d'une eau,
Les mains ont des échos sans fin, ô receleuses
Des secrets de l'alcôve et de ceux du tombeau !

C'est le poème entier de G. RODENBACH (1) qu'il faudrait citer, car toute la psycho-physiologie, la vie psychique de la main s'y trouve décrite avec une rare subtilité, et dans quelle langue souple et harmonieuse !

*
* *

La main ! est-il un organe de notre corps qui ait donné lieu à plus de gloses? Comme le disaient les anciens Kabbalistes, elle est « le résumé de tous les résumés ».

La main, n'est-elle pas, selon la très heureuse expression de M. CHARLES RICHET, « l'agile et adroit instrument de notre souple intelligence ? » Chaque main n'a-t-elle pas une individualité bien nette, et y a-t-il deux mains, prises sur deux individus différents, qui se ressemblent ?

Il y a des mains d'action et des mains de rêve, des mains de citadin et des mains de rustre, des mains hardies et des mains timides, des mains d'artiste et des mains de manouvrier, des mains sensuelles et des mains mystiques.

Sans aller jusqu'à prétendre, avec les chiromanciens, qu'on peut, par l'étude des lignes de la main, retrouver les évènements du passé et prédire ceux de l'avenir, il n'est pas douteux que la chïromancie, comme toute science d'observation, mérite autre chose que le dédain.

Un savant physiologiste, dont la carrière s'ouvrait pleine de promesses et qu'a fauché, dans sa fleur, la mort stupide, plaida cette réhabilitation

(1) *Les Vies encloses* (1896).

et nous serions mal venu à ne pas prêter l'oreille
à son ingénieux et d'ailleurs très substantiel plaidoyer.

N'est-ce pas la marque d'un esprit large, d'une
compréhension vaste, que cette déclaràtion de principe, dont les chiromanciens (nous n'entendons pas
les accoupler avec les diseurs de bonne aventure,
ou avec les liseuses de marc de café), auront le
droit de triompher ?

Je tiens à déclarer (ainsi s'exprimait le Dr Vaschide,
dans la remarquable monographie (1) qu'il a consacrée à
la *Psychologie de la main*, je tiens à déclarer, avant de
passer à l'exposé de mes recherches et au contenu de ce
livre, qu'on a tort de mépriser en bloc les sciences
occultes : on trouve, dans les travaux de leurs adeptes,
des documents d'une valeur réelle, et toutes contiennent
quelques données déformées, amplifiées, mais réellement
vraies...

Avant de critiquer ces sciences, qu'on songe qu'elles
synthétisent d'innombrables expériences, expériences de
milliers d'années, dont la vie humaine est empreinte,
consciemment et surtout subsconsciemment. Il s'agit
d'une expérience en somme ancestrale.

Dans les sciences dites occultes, on a étudié la
main surtout à deux points de vue : dans son aspect, dans sa physionomie, c'est la *chirognomonie* ;
dans ses lignes ; et c'est, à proprement parler, la
chiromancie.

Alors que la première prétend seulement à connaître, à classer le caractère humain d'après l'ins-
pection des mains, la seconde a la prétention de

____

(1) N. Vaschide, *Essai sur la Psychologie de la main*. Paris,
Marcel Rivière, 3i, rue Jacob (1909).

lire dans l'avenir, de nous détailler à l'avance, par le menu, nos chagrins et nos joies, comme si nous n'avions pas le pouvoir de changer quoi que ce soit à une ordre de choses préétabli.

Passons sur les rêveries, bien qu'elles aient retenu nombre de beaux et bons esprits (1), et tenons-nous-en à la *chirognomonie*, qui laisse moins de place aux écarts de l'imagination.

Selon l'harmonie qui existe entre la paume de la main et les doigts, on doit présumer de l'équilibre, mental et physique, de l'individu.

La paume représente les facultés personnelles, les éléments subjectifs du cerveau, les éléments individuels caractéristiques de la mentalité, et la plus ou moins grande résistance de la santé physique et morale ; les doigts indiquent l'expression, la forme que l'on donne à la pensée et, au point de vue physique, ce qu'on appelle, dans le langage usuel des chiromanciennes, *les lois ataviques du tempérament.* Ils personnifient, en d'autres termes, l'élégance, le sens artistique... et les formes diverses du tempérament psycho-physique, l'acte d'agir, l'acte de la préhension, du contact. (2)

La Main dans l'Art.

Veut-on être documenté sur la topographie et la physionomie des mains? On n'a qu'à considérer

---

(1) Juvénal nous apprend que, de son temps, la chiromancie était à la mode à Rome (Sat. VI). Virgile et Plaute ne l'ignoraient pas et en faisaient même cas. César y était devenu très habile, et l'on sait que Louis XIV, instruit par le médecin Cureau de la Chambre, se flattait que cet art ne lui fût pas étranger.

(2) VASCHIDE, *op. cit.*, 63.

les œuvres d'art où ces organes sont représentés.

Toutes les formes de l'activité artistique, jusqu'aux broderies sur étoffes, aux ciselures, aux sculptures des porches de cathédrales, sans compter les dessins, les peintures, les gravures, les œuvres de la pierre ou du burin, nous renseignent sur la manière dont les artistes ont envisagé la main. Ils ont traduit non seulement la différence des pays, la différence des races, mais encore les diverses époques, les diverses civilisations.

On voit comment chaque peuple a compris la beauté de la main.

Les Grecs, par exemple, n'admettaient pas le beau sans la force : une belle main devait être une main forte.

Dans les civilisations primitives, les mains de femmes se distinguaient non par la forme, mais par leur petitesse.

La statuaire grecque fournit des échantillons de toutes sortes de mains : les unes, fines et gracieuses ; les autres, épaisses et vigoureuses.

L'art romain n'a fait que s'inspirer de l'art grec, sans y rien ajouter. L'art chrétien, à ses débuts, offre peu de documents qui se prêtent à l'analyse.

L'art byzantin présente « une main dont les doigts tendent à s'égaliser... l'index s'individualise, la paume garde l'énergie païenne, et ceci provient de la manière dont on fait le signe de croix orthodoxe ».

Dans le style roman, même maladresse que dans l'art byzantin : les mains des statues des cathédrales sont presque toutes ouvertes. Le style gothique offre une plus grande variété d'attitudes de mains : Notre-Dame de Paris, les cathédrales de Cologne et de Strasbourg, offriraient à cet égard un ample sujet d'étude.

L'art flamand, surtout dans les œuvres de VAN EYCK, THIERRY BOUTS, MEMLINC, pour ne citer que les grands maîtres, fournirait une abondante moisson.

*
* *

Les peintres de la Renaissance italienne ont porté plus d'attention au poignet qu'à la main ; cependant, on retrouve quelques belles mains dans PINTURICCHIO (Lucrèce Borgia), CRIVELLI (ses madones). LÉONARD DE VINCI, LUINI, RAPHAËL, MICHEL-ANGE ont plus de préoccupations anatomiques que leurs prédécesseurs.

Le pape JULES II, du Musée des Offices de Florence ; JEANNE D'ARAGON, surtout (dont le portrait est attribué, par les uns, à Jules ROMAIN ; par d'autres, à RAPHAËL), et qui passait pour une des plus belles femmes de son temps, JEANNE D'ARAGON avait des mains admirables. Un des intimes de la dame, un médecin nommé NIFO, n'a pu se défendre à son égard d'un enthousiasme admiratif, qui fait honneur à celle qui en fut l'objet.

Ses mains, potelées, ont extérieurement la blancheur de la neige et, à l'intérieur, la teinte de l'ivoire ; elles ont pour juste dimension la hauteur de la face ; les doigts, pleins et ronds, sont allongés et se terminent par un ongle fin, convexe et d'une couleur suave. (1)

(1) NIPHUS, *De Pulchro et Amore*. Lyon, 1549.

Comme on dit un peu trivialement, ce bon confrère ne devait pas s'embêter, quand il examinait la princesse *intus et in cute*.

Une belle main, si l'on peut ainsi s'exprimer, est celle du *Christ mort*, de HOLBEIN, au Musée de Bâle. HOLBEIN a, du reste, fait de nombreuses études de mains. De même, VÉLASQUEZ nous a donné des mains très conformes à la réalité pathologique, dans ses idiots et ses nains, myxœdémateux, atrophiés, dégénérés.

*
* *

Dans l'Ecole flamande du XVIIe siècle, trois noms sont à retenir : VAN DYCK, RUBENS et TENIERS.

Van Dyck, surtout, est « le peintre de la main, artiste maniéré et plein de distinction ». Voyez plutôt les croquis où se révèle tout son savoir-faire. Son *Charles Ier roi d'Angleterre*, si réputé, a une main admirable.

Quant à Rubens, « il excelle en contorsions musculeuses ; ses mains sont anguleuses, les fléchisseurs et les contracteurs sont nuancés à l'excès. »

Chez Teniers, on trouve des mains de tous genres, mais surtout ce qu'on a appelé des « mains utiles » ; de même, chez Adriaan BROUWER, VAN OSTADE, JAN STEEN, METZU et tous les petits maîtres flamands du XVIIIe.

*
* *

L'art français, sous le grand Roi, est riche en belles mains : en sculpture, COYSEVOX, PUGET, COUSTOU ; en peinture, LE POUSSIN, LENAIN, PHI-

LIPPE DE CHAMPAIGNE, HYACINTHE RIGAUD, MIGNARD, ont peint avec amour cette partie de notre corps.

Mais c'est au dix-huitième siècle que nous apparaît toute la grâce de cet art charmant, adorable, du siècle de la galanterie et des belles manières. Il nous suffira d'évoquer les noms de WATTEAU, CHARDIN, FRAGONARD, GREUZE, VAN LOO, pour faire revivre à nos yeux charmés les mains de tant de gracieuses fées, dont la joliesse s'alliait à la distinction, dont l'élégance marchait de pair avec la beauté.

La Dactyloscopie.

Une des conquêtes dont l'anthropologie judiciaire est le plus justement fière, est celle que l'on a baptisée *dactyloscopie*, c'est-à-dire l'étude des extrémités des doigts, comme moyen d'identification des criminels ou des récidivistes. Encore faut-il que ceux-ci n'aient pas opéré gantés, et qu'ils aient laissé la trace de leur main, sanglante ou sale, sur un meuble, sur un mur, sur des linges, voire sur la victime elle-même.

Le procédé n'a été appliqué chez nous que bien tardivement, si l'on songe que les Asiatiques l'employaient il y a déjà plusieurs siècles.

*
**

Au Laos, les témoins signent leur déclaration en justice en apposant leur pouce enduit d'une substance rouge. Quand un juge laotien réunit, par une anse de fil, les diverses pièces qu'il aura occasion de consulter au cours d'une instruction — ce qu'en justice on appelle un scellé ouvert — c'est encore son pouce qu'il imprime en guise de cachet, sur le nœud empâté de terre glaise. Il en est de même, nous revient-il d'autre part, dans les Indes anglaises.

Un fonctionnaire de ce pays a songé à utiliser les empreintes des doigts, pour vérifier l'authenticité des actes écrits sur lesquels il les avait fait appliquer : les actes sont, en effet, sujets, là-bas, à de fréquentes contestations ; mais c'était surtout, pour ce fonctionnaire, un moyen, qu'il tenait pour presque infaillible, de reconnaître les récidivistes : quand un de ces individus était arrêté, on prenait l'empreinte de son pouce, qui restait imprimée sur un registre spécial, conservé à la prison ; si, ultérieurement, on avait besoin d'établir son identité, on lui prenait une deuxième empreinte, que l'on comparait à la première, et de cette comparaison on tirait les déductions qui se devinent.

*
* *

Ce n'est qu'en juin 1888 — la date est mémorable — que l'Anglais Francis GALTON tenta une application systématique d'un procédé qu'il allait ériger en méthode. Après avoir fait un examen détaillé des dessins que forment les papilles de la face palmaire de la main, il reportait sur un papier quelques-unes des principales directions suivies par ces lignes, et, par la comparaison des détails, il arrivait à l'identification.

Il était parti de ce principe qu'aucun sujet n'a la

même empreinte digitale ; de plus, les empreintes digitales restent identiques à elles-mêmes pendant toute la durée de l'existence : ainsi a-t-il été possible de reproduire l'empreinte d'un même sujet, à vingt ans d'intervalle, et celle-ci n'avait pas changé.

On peut même la retrouver sur les cadavres, du moins tant que la putréfaction n'a pas amené la chute de la peau. Galton disait, à ce propos, non sans une pointe d'humour, que s'il avait vécu quelques milliers d'années plus tôt, il aurait procédé à l'identification de JÉZABEL, pour peu que les chiens eussent respecté les extrémités des doigts de la mère d'ATHALIE.

*
* *

Comment se pratiquent ces empreintes ? Voici comment on procède le plus généralement.

On lave d'abord, à l'eau tiède et au savon, puis à l'eau acidulée par de l'acide acétique (à quatre ou six pour cent), les mains du sujet à identifier ; on étend ensuite, avec la pointe d'un couteau, ou de tout autre instrument analogue, une petite quantité d'encre noire (encre à imprimer ou à lithographier) sur une plaque de marbre, de cuivre ou de zinc. On égalise avec un rouleau, de façon à obtenir une couche très mince et absolument uniforme.

On applique successivement chaque doigt du patient sur la plaque encrée et on fait mouvoir le doigt en le roulant, jusqu'à ce que l'encre ait imbibé, d'une manière uniforme, toute la face palmaire.

Cette opération terminée, on place une feuille de papier blanc satiné sur une planchette, dont la surface présente des rainures correspondant, par leurs dimensions, à chacun des doigts, et on appuie, les unes après les autres, chacune des extrémités digitales, en allant du pouce au petit doigt de la main droite. On en fait autant pour la main gauche.

Pour procéder au classement d'une fiche, on note d'abord la catégorie à laquelle appartient l'empreinte du pouce droit ; on cherche ensuite la classe dans laquelle se range chacune des empreintes des quatre autres doigts de la main droite ; on procède de même pour le côté gauche.

Si, par improbable, deux sujets ont la même formule d'empreintes, on examine en détail les dessins des doigts, et l'on découvre des différences nombreuses entre les deux individus examinés.

*
* *

Nous n'avons pas besoin d'insister sur les grands services que peut rendre, qu'a déjà rendus une méthode qui a fait ses preuves. et qui se généralise chaque jour davantage. C'est ainsi que, la plupart des banquiers, aux Etats-Unis, l'ont adoptée, pour bien s'assurer de l'identité des personnes qui viennent toucher un chèque.

Quelqu'un se présente-t-il dans une maison de banque de New-York, le caissier lui tend un tampon et une carte, en lui disant : « Votre pouce, s'il vous plaît ? » Après que vous lui avez remis votre empreinte digitale, l'employé la compare avec celle qui se trouve dans ses livres et, si l'épreuve vous est favorable, vous pouvez vous présenter au guichet. Après quoi, à l'aide d'essence de térébenthine et d'un chiffon de flanelle, il vous est loisible d'enlever l'encre qui salit vos doigts.

On assure que, depuis l'application du nouveau système, le nombre des filous et des faussaires va en décroissant ; s'il en est ainsi, nous ne voyons pas pourquoi les honnêtes gens refuseraient de se soumettre à une formalité peut-être un peu ennuyeuse, mais dont les légers inconvénients ne balancent pas les très réels avantages.

La Main, réceptacle de microbes.

La main ne sert pas qu'à déceler à des yeux exercés des modifications physiologiques, elle peut être le véhicule de nombreuses maladies.

Grâce à sa configuration anatomique, les parcelles les plus ténues se fixent dans les sillons innombrables qui parcourent sa face palmaire ; en outre, l'épiderme, étant toujours plus ou moins imprégné de sueur, qui circule dans une multitude de canaux, les moindres poussières s'y attachent d'autant mieux, et aussi, les résidus organiques ou en décomposition, qui se transforment si aisément en éléments morbides.

En outre, la main est en contact permanent soit avec le mouchoir, soit avec le gant, soit avec le chapeau. Nous la portons au nez, à la bouche, aux cheveux, autant de réceptacles à microbes. Et l'on comprend, dès lors, quels dangers de contagion nous fait courir l'innocente poignée de main, que la politesse prescrit et que l'hygiène déconseille.

Sans parler des mains de sujets en puissance de maladies contagieuses, il en est dont on devrait se garer, au risque de passer pour incivil, à moins — ce qui, nous l'avouons, n'est pas aisé à demander ni à obtenir — d'exiger de leur propriétaire un nettoyage préalable.

Que ne risque-t-on pas, en recevant la monnaie ou le ticket de correspondance ! Dans combien de mains malpropres a passé ce jeton de cuivre, ou ce carré de papier ! Cochers de fiacre, conducteurs d'omnibus ou d'autobus, garçons de café, commis de magasin, marchands ambulants, tous ceux, en un mot, qui manipulent de l'argent ou des billets de banque, sont susceptibles d'être des agents de contagion.

Et nous allions oublier les facteurs qui nous apportent nos lettres et nos journaux ; les concierges qui les reçoivent ; les gens de service qui nous les remettent.

Mais alors, nous dira-t-on, vous incriminez toutes les catégories sociales ? Faudra-t-il donc décréter la suppression du *shake-hand ?*

Assurément, si nous devions prendre au pied de la lettre les constatations pessimistes des bactériologues, la logique exigerait que nous prononcions une condamnation sans appel; mais, s'il est vrai que la main, après le pied toutefois, est la région du corps la plus exposée aux souillures, et, partant, celle qui abrite le plus grand nombre de microbes, il suffit de la tenir dans un état constant de propreté, pour rendre la poignée de main inoffensive.

Quel procédé employer pour atteindre ce résultat? D'abord, se décaper les mains et les ongles, pendant environ dix minutes, au savon noir et avec une brosse en crin ; ensuite, les tremper, si possible, pendant deux ou trois minutes, dans une solution antiseptique, inodore ou désodorisée (sublimé, phénol, thymol, etc.). Mais c'est, nous le reconnaissons, plus facile en théorie qu'en pratique ; c'est pourquoi nous nous contenterons de conseiller des lavages savonneux, fréquemment répétés dans la journée.

Il nous resterait, à tout prendre, une dernière ressource : l'idée nous en fut suggérée naguère par un de nos distingués confrères, médecin de l'ambassade de Perse à Constantinople. Le docteur Nalpasse proposait de substituer au *shake-hand* le salut oriental, aussi charmant comme geste, que significatif comme expression. En portant successivement la main droite sur la poitrine, la bouche et le front, les Orientaux ne témoignent-ils pas qu'ils portent dans leur cœur et qu'ils ont toujours la pensée occupée de celui dont ils se contentent d'embrasser les lèvres seulement au figuré? Le symbole est gracieux, il supprime tout contact pernicieux; nous doutons, néanmoins, que tout le monde veuille s'en contenter.

La Main et les Maladies.

Que dirons-nous encore ? Que l'étude de la main peut révéler, à un coup d'œil exercé, certaines maladies : affections de la peau, rhumatisme et goutte chronique, maladie de Parkinson, acromégalie, paralysie saturnine, griffe lépreuse, hémiplégie, etc.?

La coloration de la peau de la main fournira des indications sur les troubles hépatiques, l'ictère, la maladie d'Addison, l'intoxication par l'arsenic.

On distinguera les attitudes de la main d'avec les déformations purement pathologiques : la main-bote paralytique, la main-bote spasmodique des hémiplégiques relèvent de cette catégorie; de même, les contractures hystériques, la syringomyélie, la « main du prédicateur » du sclérosé en plaques : en somme, c'est toute la séméiologie de la main qu'il faudrait passer en revue.

Et les stigmates professionnels, quel thème à développements ! Mais les ouvrages de TARDIEU (1), VERNOIS (2), ne laissent guère à glaner après eux.

*
* *

La chirurgie de la main, la prothèse suppléant aux troubles fonctionnels, et même à l'absence du membre, ont également donné lieu à de nombreux travaux.

De même, la crampe des écrivains, dont la première description ne remonte guère, le saviez-vous, au delà de 95 ans (elle semble avoir été signalée pour la première fois vers 1831, par un auteur allemand du nom de BRÜCK).

On a encore étudié la main chez les dégénérés et dans les affections congénitales : la main n'a pas échappé davantage aux minutieuses investigations des anthropologistes.

(1) *Annales d'Hygiène*, t. XLII.
(2) *De la main des ouvriers.* Paris, 1862.

Pour résumer, la main est « évocatrice de toute une sensibilité cachée. Quelle poésie, quelle tendresse se glisse dans la pensée, le contact d'une main aimée ! Il y a, dans ce frêle contact, un poème que les poètes feront toujours bien de chanter. »

Et c'est pourquoi, en terminant comme en débutant, nous citerons des vers du poète de la main :

Souvent on voit des mains qui sont faibles et lasses
D'avoir voulu cueillir trop de roses ou d'âmes ;
Elles pendent le long du corps comme des rames.
Et ce n'est que du silence qu'elles déplacent
En remuant, de temps en temps, dans l'air, à peine !
Mains qui voudraient un peu s'amarrer à la rive,
Mais que la vie, au fil de son courant, entraîne,
Mains sans espoir et sans désir, à la dérive...

Les Mains dans l'Ethnographie.

D'après Mme SJEBINOW (*Novoïe Obsoreinje*, de Kiev), ce seraient les Chinoises qui posséderaient les plus belles mains du monde. « Leurs doigts sont étroits, point noueux, d'une douceur de velours et sans mollesse. Seulement les ongles de la main gauche sont un peu longs...

« Les dames du harem ont les doigts épais et mous comme de petites saucisses, et leurs ongles sont ridiculement travaillés... Les Américaines, à force de soins, ont les mains belles... en apparence, mais dures au contact. Le dos en est légèrement rougi et l'intérieur durci par le sport ; certaines ont des callosités de manœuvre ! »

Mme Sjebinow passe ensuite aux Européennes :

« Les Allemandes, écrit-elle, ont de vilaines mains... Les Anglaises ne sont pas beaucoup mieux partagées... Les Russes et les Françaises ont les mains petites, trop petites même, et pourquoi les charger de bagues? Les bagues ne devraient servir qu'à masquer les défauts (*sic*).

« Les Italiennes, elles aussi, ont les mains petites, mais malpropres, et leurs doigts, trop souvent, explorent les narines... Les mains des Espagnoles sont d'une beauté classique et le mouvement de ces mains surtout est incomparable.

« Les mains ne se décrivent pas, elle se laissent admirer, sans plus. Qu'elles manient l'éventail, pincent la cigarette, retroussent la jupe à résilles, ou posent la mantille, ce n'est que grâce infinie. Seule, l'Espagnole sait user dignement de ses mains. »

La Symbolique de la Main.

Chez les Egyptiens, la main était le symbole de la force ; chez les Romains, un symbole de fidélité.

Nos ancêtres juraient par la main, rendaient hommage à leur seigneur suzerain avec la main, et lisaient dans les lignes de la main les mystères de l'avenir.

Depuis bien des siècles, on attribuait de saintes influences à l'imposition des mains, quand on découvrit le magnétisme.

Dans les cérémonies et les actes symboliques, quel est le rôle que ne joue pas la main? Le baisement des mains royales est un signe de respect de la part du sujet, de faveur de la part du prince.

Quand notre conscience désapprouve un acte et que nous refusons d'y tremper, nous disons comme Pilate : « Je m'en lave les mains. »

On se salue entre amis en se serrant la main ; on demande la main de la dame qu'on veut épouser en légitime mariage. Que feraient le comédien, l'orateur, le général d'armée, sans le secours de la main?

C'est un grand point que la main soit blanche, d'une blancheur saine et naturelle, et non d'une pâleur maladive ; mieux vaudrait une main rougeaude. Nous allons nous brouiller avec tous les poètes élégiaques, mais nous avons pour nous Homère et Virgile, qui donnaient à l'Aurore des doigts de rose, que la tradition poétique lui a conservés.

Une main blanche est un emblème d'innocence ; une main rouge, un symbole de guerre ; une main calleuse, de vulgarité, car le travail manuel a toujours été réputé vulgaire.

Scipion Nasica, l'ennemi juré de Tibérius Gracchus, le favori de la plèbe romaine, demandait le consulat. Forcé de se soumettre à l'usage, il sollicitait les suffrages des plébéiens, tout en manifestant par sa conduite le plus grand mépris pour eux : « Eh quoi ! dit-il un jour en prenant la main calleuse d'un laboureur, marchez-vous donc sur vos mains? »

La Main, emblème d'aristocratisme.

Byron pensait que rien ne caractérisait mieux la naissance que la main ; c'était presque, selon lui, l'unique indice de l'aristocratie du sang. Leigh Hunt a tourné en ridicule cette idée fixe de Byron : « Mon ami, dit-il, déplorait souvent que, par suite des progrès de l'éducation et de la politesse, il ne fût pas possible de reconnaître un homme de race qu'à ses mains blanches. Pauvre Georges, il eût mieux fait de penser autrement. Les gens qui n'ont que leurs belles mains pour attester qu'ils sont de bon lieu, courent risque de trouver bien des incrédules. »

Quant à la dimension, la main, pour avoir de la grâce, doit être plutôt en dessous qu'au dessus de la moyenne.

Les doigts doivent être effilés, bien arrondis aux ang'es, et tous les contours de la main ondulés, de manière à satisfaire le goût que la nature nous a donné pour la ligne serpentine et la beauté des formes.

La main de Byron, dit son biographe, était remarquablement petite, au point d'être presque hors de proportion avec son visage. Villiers, duc de Buckingham, n'était pas moins fier que le poète de la beauté de ses mains.

Le sultan Mahmoud II se faisait aussi remarquer par l'extrême petitesse des siennes.

Entre autres vanités, la reine Elisabeth avait celle de s'imaginer que la nature l'avait particulièrement favorisée sous ce rapport. On assure qu'elle recommandait toujours à ses peintres de soigner ses mains. On raconte qu'un baron bohémien, ayant été chargé de lui remettre des lettres, elle ôta le gant de sa main droite, qui étincelait de bagues et de pierreries, pour lui donner cette main à baiser, comme une marque de faveur particulière.

FROISSART parle du seigneur GASTON DE FOIX, surnommé Phœbus, qui avait les doigts beaux, longs et droits. Un jour que ce seigneur rentrait dans son château, après avoir chassé l'ours, sous un ardent soleil, et que, pour se rafraîchir, il avait plongé les mains dans l'eau froide, il fut saisi aussitôt d'une violente fièvre, dont il mourut.

ARTAXERXÈS, fils de XERXÈS, avait les mains d'une telle longueur, qu'il pouvait toucher ses genoux sans se baisser : de là son surnom de *Longuemain*.

Les lecteurs de WALTER SCOTT se souviennent que ROB-ROY se faisait remarquer par la dimension de ses bras et de ses mains, qui lui permettaient de nouer ses jarretières sans se courber.

NAPOLÉON, enfin, était, comme BYRON, très fier de sa main menue (1).

Du rôle de la main droite dans les conventions.

Nous trouvons, dans un savant travail lu par M. Maximin DELOCHE à l'Académie des Inscriptions et Belles-Lettres, ce curieux passage relatif aux origines du « Topez-là ! » :

Il ne faudrait pas voir une simple figure dans l'engagement par la main, qui devint plus tard, sous le régime de la féodalité, le symbole de l'hommage-lige rendu par le vassal à son suzerain. Ce qui fut plus tard un symbole, un détail de cérémonial, constituait primitivement un acte de la plus haute importance et de la dernière efficacité. A vrai dire, cet acte seul pouvait

(1) Sur les mains de Napoléon, cf. *Au chevet de l'Empereur*, par le Dr CABANÈS.

valider l'engagement ; c'était quelque chose comme la signature apposée aujourd'hui au bas d'un contrat.

Chez les Allemands, les Bavarois et les Lombards, on souscrivait une lettre ou une charte par la simple apposition de la main, ou des mains des parties en instance, des témoins ou des magistrats. On faisait ou l'on confirmait une vente ou une donation en touchant l'acte de ses mains, en se pressant la main, ou bien en frappant d'une main dans la main droite d'une autre personne. Ce mode est encore aujourd'hui en vigueur parmi les populations de nos campagnes les plus attachées aux vieilles traditions. Aucun marché ne se conclut sur un champ de foire en Normandie (et ailleurs), sans que l'acheteur et le vendeur se soient, réciproquement et avec le plus grand sérieux, frappé dans la main.

Le shake-hand révélateur.

Nombre d'Américaines, pour se dérober aux effusions athlétiques, — car, là-bas, quand on vous prend la main, on la secoue avec vigueur, jusqu'à provoquer parfois des foulures du poignet ! — plusieurs dames de la haute société new-yorkaise ne vont dans les fêtes qu'avec un éventail et un bouquet, afin d'éviter les trop brutales secousses.

Chez nous, la poignée de main est devenue si banale, elle est tellement passée dans nos habitudes, que ce serait peine perdue de la vouloir supprimer. Sans distinction de rang, de condition ni de sexe, elle est prodiguée à tout venant, et l'on profane ainsi, en quelque sorte, une des marques les plus significatives d'estime, de confiance, voire d'affection.

Mais ce serrement fugitif, ce rapide contact de

deux épidermes, est souvent révélateur du caractère et du tempérament du sujet dont il émane.

Nous avons connu un brave homme, très observateur, qui se faisait fort de tracer le portrait psychologique d'un individu, d'après la manière dont celui-ci lui saisissait la dextre. « Il y a, nous disait-il, des gens qui retiennent votre main prisonnière dans les leurs, avec mille insinuations, compliments et flatteries ; ils vous caressent, vous cajolent, vous enveloppent ; vous ne pouvez parvenir à vous dégager de cet enlacement désagréable. Méfiez-vous : cette onctuosité masque le plus souvent une perfidie ; il y a cent à parier contre un que vous avez affaire à un sournois, à un hypocrite, qui ne cherche qu'à endormir votre vigilance.

« D'autres vous tendent une main dure, froide, sèche, qui vous donne la sensation d'une main de bois, d'une main morte. N'espérez faire aucun commerce d'amitié avec de pareilles gens : ils sont méfiants, égoïstes, et quoi que vous tentiez, vous n'avancerez pas d'un pas dans leur intimité.

« Entre ces deux extrêmes se place toute la gamme, toute la variété des nuances.

« L'homme vaniteux, content de lui, vous présente un doigt ou deux, au lieu de la main entière ; les timides ou les méfiants s'empressent de retirer celle-ci, après une étreinte incomplète.

« L'homme léger, inconsistant, prend distraitement votre main dans la sienne et lui imprime plusieurs petites secousses consécutives, qui vous avertissent qu'il n'y a aucun fonds à faire sur ses sentiments volages. Ne vous laissez pas prendre davantage aux démonstrations trop chaleureuses ; elles indiquent parfois de la rondeur et de la franchise, mais cela peut être, plus simplement, un indice de brutalité. »

Comme nous paraissions intéressé par ces révélations, notre interlocuteur poursuivit : « En dehors de la sensation que fait éprouver la pression, la complexion de la main, sa température, nous fournissent maintes indications.

« La main dure, qui résiste à la pression, annonce force, énergie, disposition à l'action : c'est celle d'un maître ; la main molle témoigne d'un excès de sensibilité et aussi, faut-il le dire, d'un manque de volonté : elle appartient à un esclave. »

On a observé qu'il existe une corrélation évidente entre les mains molles et l'état psychique que les médecins nomment *aboulie*, signifiant absence de décision, anéantissement du vouloir. La poignée de main rapide et nerveuse est, au contraire, le signe d'un tempérament vif et facilement excitable.

La main serait donc le critérium de notre organisme ; il suffit de savoir l'interroger.

La Main dans les superstitions et la magie.

Les prêtres égyptiens conservaient soigneusement les mains des victimes humaines et celles des suppliciés, parce que les Devins et les Magiciens les employaient dans leurs sortilèges. On a même trouvé plusieurs momies dont les mains ont été coupées.

Jadis, les voleurs employaient dans leurs nocturnes exploits une main de mort, qu'ils appelaient la *Main de Gloire*, avec la ferme croyance que les personnes auxquelles ils la montraient se trouvaient aussitôt privées de mouvement et pétrifiées comme à l'aspect d'une tête de Méduse.

On trouve tout au long, dans les *Secrets du petit Albert* (édition de Lyon, 1751), la recette pour préparer le terrible talisman. Il ne s'agit que de couper la main droite ou la main gauche d'une personne suspendue au gibet, sur le grand chemin, de la bien envelopper et serrer dans un morceau de toile ou suaire, de la mettre dans un vase de terre, et de l'y laisser séjourner une quinzaine, après l'avoir saupoudrée de sels de diverses espèces. Vous l'exposez alors au soleil de midi, dans les jours caniculaires, jusqu'à ce qu'elle soit parfaitement desséchée. Reste ensuite à composer une chandelle avec de la graisse de pendu, de la cire vierge, du sésame de Laponie, et à placer ce luminaire dans la *Main de Gloire*.

La *man de gorre* (main de gloire) a joué un grand rôle dans les procès criminels des quatorzième, quinzième et seizième siècles.

Les anciennes coutumes de la ville de Bordeaux nous apprennent que, dans le quatorzième siècle, on y punit de mort des voleurs qui pillaient les maisons, où ils s'introduisaient au moyen d'une lumière magique, qu'ils plaçaient dans la main desséchée d'un enfant mort avant d'être baptisé, ou dans celle d'un pendu, et que la clarté de cette lumière terrifiait tellement ceux qui la regardaient, qu'ils livraient eux-mêmes tout ce qu'ils possédaient.

Au seizième siècle, la *man de gorre* changea de nature : ce ne fut plus qu'une racine magique (la mandragore, sans doute), qui donnait la réussite de tout ce qu'entreprenait son heureux possesseur.

Le 9 avril 1526, le roi François Ier passant par Bordeaux, les jurats taxèrent d'office les habitants aisés, afin de faire une somme qui serait offerte à ce prince par la ville, pour contribuer à payer la rançon exigée par Charles-Quint, qui l'avait fait prisonnier à la bataille de Pavie. On imposa un boulanger, nommé Guilhem Demus, à cinquante écus. Cette taxe, considérable pour un simple artisan, ne fut élevée si haut que parce qu'on accusait Guilhem Demus de posséder une *man de gorre*, à l'aide de laquelle il s'était démesurément enrichi. Le boulanger mit 300 écus dans son tablier, alla lui-même les offrir au roi, et lui dit : « Sire, bous m'abez grandement honoré de m'emplouïer. On m'a demandé cinquante escuts en bostre nom, jé bous en porte trois cents ; et si bostre Majesté en beut davantage, j'en ai à votre service. Bous n'abez qu'à ordonner. » Surpris de ce discours, le roi demanda à ceux qui l'entouraient qui était ce brave sujet. On lui apprit que cet homme devait sa fortune à un sortilège ; son offre n'avait rien d'insolite, puisqu'il possédait la *man de gorre*. François Ier témoigna à Demus combien la manière dont il avait fait son offrande lui était agréable.

— On prétend, maître, ajoute-t-il, que vous avez une *main de gloire* ?

— Sire, repartit Demus, « man de gorre sé lébo mati et se coucho tard », faisant entendre qu'il ne devait sa fortune qu'à un travail assidu.

On parle encore de la *man de gorre* dans les faubourgs de Bordeaux, mais suivant une acception bien différente de la dernière. Malheur à la servante maladroite qui casse une porcelaine, au conscrit qui tire un mauvais numéro : ils ont la *man de gorre*. La main de gloire n'est plus que la main malheureuse.

*
* *

La main humaine a été l'objet de beaucoup de superstitions étranges. On croyait, par exemple, que le contact de la main d'un mort était un remède efficace pour la guérison des verrues et des loupes. Il suffisait de frapper avec cette main les parties malades. On rapporte qu'après l'exécution du docteur Dodd, en 1777, une jeune femme, d'une mise décente, se fraya un chemin jusqu'au gibet dès que la vie du supplicié fut éteinte, pour se faire toucher une tumeur au visage, et que le bourreau, chose dégoûtante à raconter, dénouant les poignets du docteur, frappa plusieurs fois la tumeur.

L'application de la main d'un cadavre ou d'un moribond sur les parties malades, a été regardée, en effet, de tous temps, comme un excellent remède contre certaines maladies.

*
* *

Suivant Van Helmont, la sueur des mourants aurait la vertu merveilleuse de guérir les hémorroïdes et les excroissances. Pline, dont le grand défaut est la crédulité, assure qu'on guérit les

écrouelles et les goîtres, en appliquant la main d'un
homme mort d'une mort violente. Si cela était,
toutes les exécutions que fait le bourreau seraient
pour lui d'un grand produit.

BAYLE, qui n'était pas si naïf, s'explique mieux
sur l'efficacité de ce moyen, à l'occasion d'une personne qui fut guérie, d'une tumeur scrofuleuse, par
la main d'un homme mort de maladie lente, appliquée sur la tumeur, jusqu'à ce que le sentiment
du froid eût pénétré les parties intimes.

Il y en a qui préfèrent la main d'un homme mort
de phtisie, à raison de la chaleur et de la sueur
qu'on remarque aux mains des phtisiques, lesquelles
sont fort souvent humides au moment de leur mort.

Si l'on en croit BARTHOLIN, qui est un observateur éclairé et judicieux, des personnes dignes de
foi ont usé avec succès de ce moyen, et croient que
la tumeur se dissipe à mesure que le cadavre
pourrit.

J'ai vu, dit-il, plusieurs femmes venir dans les hôpitaux me demander la permission de tenir la plante du
pied d'un homme à l'agonie sur un goître, jusqu'à ce
que cet homme fût mort, assurant très positivement que
leur mère, ou d'autres gens de leur connaissance, avaient
été guéris par ce moyen. (1)

Chez les Musulmans, les *seyds*, qui ont droit au
turban vert comme descendants de FATTIMAH, fille
de MAHOMET, portent au cou une *main en argent*,

---

(1) *Anecdotes hist., litt. et critiques, sur la Médecine, la Chirurgie et la Pharmacie*, 1ʳᵉ partie, 324-325.

qu'ils passent à plusieurs reprises sur les malades, comme dans la magnétisation.

Les Arabes se servent de l'expression métaphorique de *main blanche*, pour signifier le pouvoir, occulte et surnaturel, d'opérer des merveilles.

L'imposition des mains et la médecine d'attouchement étaient fort usitées chez les Orientaux, auxquels les rois de France les ont empruntées, depuis qu'ils prétendent guérir les écrouelles par le simple attouchement (1).

*
* *

La relique dont les chevaliers de Saint-Jean de Jérusalem faisaient le plus de cas était une main que le sultan BAJAZET avait donnée au grand-maître d'Aubusson pour la main droite de SAINT JEAN-BAPTISTE. La tradition racontait qu'à Antioche, un dragon auquel on avait jeté un morceau de viande, touché par cette main, avait soudainement enflé et crevé. On la portait solennellement en procession, et lorsque les doigts s'ouvraient, c'était signe qu'on aurait une bonne année; si le poing restait, au contraire, fermé et menaçant, on pouvait s'attendre à une mauvaise action.

Lorsque l'envoyé de PIERRE-LE-GRAND visita Malte, en 1698, le grand-maître lui fit présent d'une croix touchée par la main du saint ; et, cent ans plus tard, le chef de l'ordre, expulsé de l'île, demanda la permission d'emporter au moins cette relique vénérée.

---

(1) RENAN, *Vie de Jésus*, 428 ; CABANÈS, *Remèdes d'autrefois*, 2ᵉ série ; Marc BLOCH, *Les Rois thaumaturges*, etc.

L'hommage féodal consistait en partie à placer les mains dans celles du suzerain. Les historiens racontent que TASSILLON, duc de Bavière, posa les siennes dans celles de PÉPIN LE BREF, et lui jura foi et hommage, à lui et à ses enfants, sur les corps de SAINT DENIS de France et d'autres saints.

Jurer par la main est une formule de serment dont nous trouvons beaucoup d'exemples dans les vieilles comédies.

*
* *

Lorsque l'ancienne législation forestière était dans toute sa vigueur, il suffisait, pour déclarer un homme coupable de braconnage, de le surprendre avec la *main rouge*, c'est-à-dire avec du sang sur la main.

Il existe encore une curieuse coutume, parmi les maisons régnantes d'Allemagne, c'est-à-dire des mariages morganatiques, où la cérémonie s'accomplit en donnant la main gauche à la femme. Ce genre de mariage n'a lieu que lorsque la mariée est d'une condition inférieure ; et les enfants n'ont le droit de porter ni le nom, ni les armes de leur père.

*
* *

Dans les temps barbares, mais qui pour certaines contrées de l'Europe ne sont pas encore bien reculés, on coupait fréquemment la main aux criminels. Un général romain, SCIPION L'AFRICAIN, violemment irrité des secours donnés aux Numantins par le peuple de Lutea, tomba à l'improviste sur cette ville, et s'étant fait livrer quatre cents de ses habitants, leur coupa les mains et les renvoya ainsi mutilés. César, dans ses guerres contre les Gaulois, mutila un jour, de la même manière, tous ses prisonniers, pour répandre la terreur dans le pays. Fernand Cortès, dans sa marche sur Mexico, employa à son tour cette cruelle politique.

Les assassins qui atteignirent sur le bord de la mer Cicéron, fuyant trop tard la vengeance d'Antoine, lui coupèrent, comme on sait, la tête et les mains, qui furent exposées sur la tribune aux harangues, par une sauvage ironie.

Rappelons encore ici le trait, si souvent cité, de courage romain, trait un peu douteux, malgré sa vénérable antiquité : celui de Caïus Mutius Scævola, brûlant sa main droite sur le brasier d'un autel, en présence de Porsenna, roi de Clusium, pour se punir d'avoir frappé le secrétaire au lieu du maître.

*
* *

Les traditions grecques et turques rapportent que Mahomet II, une fois sa conquête assurée et ses ennemis complètement écrasés, entra à cheval dans Sainte-Sophie, où ses soldats avaient fait une épouvantable boucherie de toutes les femmes, des vieillards et des enfants réfugiés par milliers autour de l'autel. Ivre encore de carnage et d'orgueil, le farouche sultan monta sur un monceau de morts et de mourants, et du haut de cette horrible chaire, proclamant la profession de foi musulmane : *la Allah il Allah*, ou *Mahomet raçoul Allah*, confirma cette prise de possession, en *appliquant sa main droite ensanglantée sur ce pilier du dôme.*

Probablement, son cheval glissa sur les cadavres,
car la main a bougé et les doigts sont presque dou-
blés. Malgré cette irrégularité, qu'une contrefaçon
apocryphe n'eût pas manqué d'éviter, il est impossible de méconnaître dans cette empreinte celle
d'une main humaine, humide d'une liqueur rouge.
La silhouette blanche, maculée de taches, est bor-
dée d'une auréole brune : c'est exactement l'effet
qu'a dû produire la main de Mahomet, violemment
plaquée contre le marbre et entourée de rejaillis-
sements de sang.

*
* *

Cette tradition, que l'on a voulu mettre en doute,
est d'autant plus vraisemblable, qu'elle s'accorde
parfaitement avec l'usage historique, bien connu,
des conquérants tartares et des premiers sultans
turcs, qui signaient leurs firmans souverains, en
imprimant sur le parchemin, en guise de sceau,
leur main ouverte, trempée dans le sang d'un bé-
lier, ou même d'un homme. Encore aujourd'hui,
le premier jour de baïram, un agneau est sacrifié,
par un prêtre, aux pieds du Commandeur des
croyants, qui trempe sa main dans son sang et touche aussitôt le drapeau national.

De cette vieille coutume tartare, vient l'usage
oriental de sculpter et de peindre en rouge, sur
tous les édifices impériaux, une main ouverte, non
pas comme symbole de libéralité, ainsi qu'on l'a
ridiculement expliqué, mais comme emblème de
la propriété souveraine.

Lors de la grande fête militaire du 14 août 1859,

au retour de la campagne d'Italie, on remarquait sur les guidons des turcos (tirailleurs algériens), le croissant de l'Islam, accompagné de la *main ouverte*, préservatif du mauvais œil. Cette main ouverte se voit encore sculptée sur la clef de voûte de la principale porte de l'Alhambra (1).

*
* *

Pourquoi les anciens attribuaient-ils une influence néfaste à la main gauche : *sinistra* ?

Chez les anciens, le côté gauche était sinistre et de mauvais augure : une corneille qui volait à gauche, par exemple, était un signe de malheur.

On ignore d'où vient le mot *gauche*. Diez le tire de l'ancien haut-allemand *welk*, faible, la main gauche étant ainsi nommée parce qu'elle est plus faible que la droite. Littré dit que le sens le plus ancien, celui du quatorzième siècle, est *une gauche*, c'est-à-dire une chose qui n'est pas droite.

Dans les idées mythiques et sacerdotales de la race aryenne, la force et l'adresse sont l'apanage de la main droite, qui se trouve ainsi chargée des fonctions actives. C'est cette main qui préside au travail et au combat, qui manie également les outils et les armes. De là, les idées d'estime et même de respect qui s'associent à tout ce qui la concerne. Elle est le symbole de la rectitude, le gage de la sincérité.

(1) *Croyances et Légendes du centre de la France*, par LAISNEL DE LA SALLE, t. I, 268.

Les idées contraires s'attachent naturellement à la main gauche, et les unes comme les autres s'appliquent de plusieurs manières aux usages cérémoniels et religieux, aux croyances superstitieuses, etc.

De plus, chez les peuples primitifs, et même chez les Grecs et les Romains, la main gauche se trouvait chargée tout spécialement des fonctions impures et malpropres, qui auraient souillé la main droite et dégradé la dignité de son rôle. De là, l'habitude de tenir la main gauche sous le manteau et de ne jamais offrir que la droite.

Il en est encore de même chez les Turcs, et c'est probablement aussi par suite des mêmes idées, que les Romains attachaient à la main gauche une idée de sinistre augure.

Il est curieux de retrouver ces scrupules chez les nègres de la côte de Guinée. Suivant LANOYE, ils ne se servent pour manger que de la main droite, toujours bien entretenue, tandis que la gauche est destinée aux usages immondes.

Il était écrit dans les *Livres sybillins*, que si on observait le vol des oiseaux du côté de l'Orient, à gauche, c'était un signe de malheur. On voit, cependant, que les *auguria sinistra* étaient considérés comme favorables, et le tonnerre à gauche était d'heureux augure, parce qu'il venait de la droite de JUPITER.

Le mot *sinister*, d'après la tradition latine, vient de *sinus*, pli du vêtement romain supporté par le bras gauche ; peut-être s'est-il attaché une idée défavorable à cette main, à demi-cachée et rendue comme inutile par la draperie qui en gênait les mouvements. Ajoutez à cela que celui qui préparait un coup de traître cachait son poignard dans ce *sinus*, soutenu par la main gauche.

*
* *

De toute antiquité, la main gauche a été réputée comme néfaste, et le mot « sinistre » lui emprunte sa sombre couleur.

La main droite a été choisie pour les actes solennels, pour prêter serment, affirmer sa croyance, montrer le chemin du ciel. L'ostracisme de la gauche, sa sœur jumelle, vient sans doute de ce que, plus voisine du cœur, ses efforts et ses mouvements violents troubleraient plus directement les fonctions vitales.

Il est nécessaire que, pour tous les actes d'ensemble, l'usage d'une même main soit adopté. Il tombe sous le sens que, sans cette convention, une manœuvre militaire ne pourrait s'accomplir, et qu'à table, il y aurait gêne et désordre sans une règle d'harmonie.

On a tort, toutefois, de condamner injustement la main gauche à l'inaction et de se priver ainsi d'un utile auxiliaire. Il y a de réels avantages à rendre les enfants non pas gauchers, mais ambidextres. Un musicien qui joue du violon et du piano commence par exercer ses deux mains (1).

L'Ethnologie de la Main.

Les nègres de la Côte de Guinée ne se servent pour manger que de la main droite, toujours bien

___

(1) *Curiosités des lettres, des sciences et des arts*, par Ch. JOLIET. Paris, Firmin Didot.

entretenue, tandis qu'ils destinent la main gauche aux usages immondes (1).

Les Romains mettaient la main droite en évidence et cachaient leur gauche sous le pli de leur toge.

L'Italien appelle la main gauche *stanca* (la fatiguée) ; et le Provençal moderne dit *man seneco* (la main décrépite) (2).

Chez les Grecs, les présages qui se montraient à droite étaient d'un heureux augure, tandis que ceux qui venaient de la gauche étaient funestes. Chez eux, l'observateur avait le visage tourné au nord, parce que ce côté du ciel était regardé comme la demeure des dieux ; il avait donc sa droite tournée du côté du soleil levant, et sa gauche au couchant.

Les augures romains ne s'orientaient pas de la même façon ; ils regardaient l'orient, et les signes heureux venaient de la gauche, c'est-à-dire du nord, de la région sacrée.

Les relations sociales des peuples ont subi l'influence exercée par les attributions opposées que l'esprit attachait aux deux mains.

Chez les Grecs des temps homériques, dit l'auteur auquel nous empruntons quelques-uns des détails ethnologiques qui suivent, l'ordre de droite à gauche dans une assemblée était déterminé par le rang des assistants. De nos jours, encore, on a coutume de placer à droite ceux qu'on veut honorer et de céder la droite aux plus dignes.

(1) *Le Niger et l'Afrique centrale*, par F. LANOYE.
(2) *Dictionnaire étymologique*, de BRACHET.

Tourner la droite vers une personne ou une chose constituait, chez les anciens Indiens, un témoignage de respect, tandis que présenter la gauche indiquait un mépris hostile (1).

Les Gaulois adoraient les dieux en se tournant vers la droite. De nos jours, la prestation de serment se fait en levant la main droite ; on présente la main droite à un ami, la gauche à un indifférent.

C'est la main droite qui accueille, qui offre l'aumône ; c'est la gauche qui repousse et qui jette la malédiction.

La Main des Musiciens.

Un jour, à Vienne, à la fin d'une audition triomphale de *Roméo et Juliette*, un homme bouleverse toute l'assemblée, pour arriver jusqu'à BERLIOZ.

— Ah ! je vous en conjure, dit ce personnage, souffrez que je presse la noble main qui a écrit ce sublime ouvrage. En même temps, il s'empare de la main gauche de l'artiste.

— Monsieur, dit Berlioz en riant, ce n'est pas celle-là.

L'étranger prend sans rancune la main droite du compositeur, la serre avec force et s'écrie : « Ah ! vous êtes bien Français ! Il faut que vous vous moquiez même de ceux qui vous aiment ! » (2)

(1) PICTET, *Origines Indo-Européennes*, III, 228.
(2) Emile GOUGET, *Hist. musicale de la main.*

« Les mains de Mozart avaient une direction tellement décidée pour le clavecin, qu'il était peu adroit pour toute autre chose. A table, il ne coupait jamais ses aliments, ou s'il entreprenait cette opération, il ne s'en tirait qu'avec beaucoup de peine et de maladresse. Il priait ordinairement sa femme de lui rendre ce service. » (1)

« Beethoven était, dans tout son extérieur, très gauche et très maladroit ; ses mouvements, faits sans dextérité, manquaient de grâce. Il était rare qu'il prit quelque chose en main sans le laisser tomber, ou sans le briser. Il renversa souvent son encrier sur le piano, qui était près de son pupitre à écrire. Comment en était-il arrivé à se raser lui-même, c'est ce qu'on aurait eu peine à comprendre, si on n'avait pas fait attention aux marques de coupures qui sillonnaient habituellement ses joues. » (2)

Pourquoi sommes-nous droitiers ?

Vous l'êtes-vous demandé ? Ne prenez pas cette peine, on y a pensé pour vous. Le Dr J. Herber (de Cette) adressait naguère à l'Académie de médecine un mémoire manuscrit, dont nous devons au professeur Chauffard une lumineuse analyse; nous le résumons brièvement, avant d'y ajouter de notre fonds propre.

La « droiterie » est un caractère physiologique,

---

(1) *Vie de Mozart*, par Schlichtegroll, 246 ; cité par E. Gouget, *Hist. musicale de la main.*
(2) *Notice sur Beethoven*, par Ries, 155 (Gouget citavit).

presque spécial à l'homme ; en dehors de l'espèce humaine, en effet, on ne la rencontre que chez quelques singes anthropoïdes, comme l'orang-outang, par exemple. Le gorille et le chimpanzé sont gauchers. Pourquoi nous servons-nous de préférence de la main droite? Ici, les théories commencent.

La plus connue est celle, qu'on a si fortement battue en brèche, de Broca, lequel se plaisait à dire qu'on est droitier de la main, parce qu'on est gaucher du cerveau ; pourquoi pas le contraire ? mais n'anticipons pas.

Il en est qui ont cherché à expliquer le « dextrisme » par la position du fœtus dans la position normale, celle qui est la plus habituelle ; étant maintenue par une paroi assez rigide, en partie formée par la colonne vertébrale, il en résulterait que les membres droits sont beaucoup plus libres dans leurs mouvements et, par suite, plus exercés.

L'enfant qui vient de naître, par adaptation peut faire mouvoir ceux-ci plus facilement, ce qui fait que les membres droits sont les premiers dont il ait tendance à se servir : n'est-ce pas le pied droit qui commence toujours le pas ; n'est-ce pas avec la main droite qu'instinctivement on saisit un objet ?

L'explication semble rationnelle, ce qui ne signifie pas qu'elle ait satisfait tout le monde.

C'est dans une autre direction que s'est engagé M. Herber, celui-là même qui a soumis le résultat de ses recherches, d'ailleurs très ingénieuses, à l'Académie.

D'après ce praticien, la clinique indique clairement pourquoi l'homme de tous les temps et de tous les pays a toujours été droitier. Elle nous apprend que « les efforts, les souffrances, les mouvements du côté gauche du corps retentissent profondément sur le cœur, et la loi du moindre effort explique pourquoi l'homme se sert principalement du bras droit. »

Nous n'entrerons pas dans le détail de l'argumentation qui est, reconnaissons-le, conduite avec une rigoureuse logique, nous n'en retiendrons qu'une phrase, au surplus suffisamment explicite : « La station droite a créé la spécialité fonctionnelle des bras, qui s'est accrue avec le cerveau de l'homme ; l'aptitude au travail, c'est-à-dire l'effort musculaire, dirigé par l'intelligence, a fait son apparition dans le monde ; elle a développé la droiterie, en déterminant la prééminence du côté dont l'usage devait le moins surmener le cœur. »

Le cerveau gauche aurait donc bénéficié de la prééminence du côté droit. Car, nous n'avons pas à vous l'apprendre, nous avons deux cerveaux, évidemment solidaires l'un de l'autre, mais qui, dans certaines circonstances, n'en ont pas moins un fonctionnement autonome, parfois même contradictoire : ainsi pourrait-on expliquer le dédoublement de la personnalité, la distinction entre le cerveau supérieur et le cerveau inférieur, etc., toutes questions qui demanderaient de trop longs développements et ne doivent pas être traitées à la légère.

Quoi qu'il en soit, le cerveau gauche serait plus noble, et aussi, mieux meublé que le cerveau droit : ne loge-t-il pas la faculté du langage? Et c'est pourquoi les gauchers seraient de purs dégénérés, parce que, chez eux, le cerveau droit aurait la prédominance sur le gauche ; or, le cerveau droit est celui préposé aux basses fonctions.

*
* *

Voici un autre son de cloche : les deux cerveaux sont tout à fait semblables au début ; ce qui serait, notons-le en passant, en contradiction avec la théorie ovulaire (la situation de l'enfant dans le sein maternel), que nous venons d'exposer. Mais passons et suivons le raisonnement de nos théoriciens. Le côté gauche du corps, étant commandé par le cerveau droit, travaille très peu ; par répercussion, le cerveau droit n'étant que très rarement mis à contribution, finit par s'atrophier : d'où les gauchers seraient des anormaux, tout au moins en état d'infériorité vis-à-vis des droitiers ; or, savez-vous le pays qui compte le plus de gauchers ? C'est... l'Allemagne !

Un docteur berlinois, qui a entrepris une vaste enquête sur la proportion des gauchers dans l'armée allemande, a révélé que, sur 266.000 conscrits, il n'y en a pas moins de 10.000 qui se servent de la main gauche. Et nos voisins en sont si préoccupés, que le ministère de la guerre allemand a inscrit l'ambidextrie dans les règlements militaires, comme exercice obligatoire.

*
* *

Habituons l'enfant à se servir de ses deux mains, disent à leur tour les cliniciens, après les anthropologistes, nous ferons de la sorte travailler leurs deux lobes cérébraux. L'effort se distribuant sur

une surface plus grande, déterminera une fatigue
moindre, et il ne serait pas impossible, sous· l'influence de la pratique systématique et prolongée de
l'ambidextrie, de stimuler assez fortement le cerveau droit pour que la faculté engourdie se réveille,
se recrée un organe.

En tout cas, l'utilité de l'ambidextrie nous paraît
hors de conteste : abondance de biens ne saurait
nuire.

*
* *

Il y a beau temps, d'ailleurs, déjà plus d'un siècle, qu'il s'est trouvé un avocat pour plaider une
aussi juste cause. En 1787 paraissait, sous la forme
de « Pétition adressée à tous ceux qui ont des enfants à élever », un article fort humoristique, dont
nous nous contenterons de rappeler les premières
lignes, pour en donner le ton.

Je prends la liberté, écrivait l'auteur anonyme de ce
libelle, de m'adresser à tous les amis de la jeunesse et
de les conjurer de diriger leurs regards compatissants sur
mon malheureux sort, afin qu'on veuille bien faire justice du préjugé dont je suis la victime.

Nous sommes deux sœurs jumelles dans notre famille, et les deux yeux de la tête ne se ressemblent pas
plus que nous. Ma sœur et moi, nous nous accorderions
parfaitement ensemble, sans la partialité de nos parents,
qui font entre nous deux les distinctions les plus humi-
liantes.

Depuis mon enfance, on m'a appris à regarder ma
sœur comme si elle était d'un rang plus élevé ; on m'a
laissée grandir sans me donner la moindre instruction,
pendant que rien n'a été négligé pour son éducation :

des maîtres lui ont enseigné l'écriture, le dessin, la musique, etc. ; mais si, par hasard, je laissais tomber un crayon, une plume ou une aiguille, j'étais sévèrement réprimandée, et plus d'une fois j'ai été battue pour être gauche et pour manquer de grâces. Il est vrai que ma sœur s'associe à moi dans certaines occasions, mais elle prétend toujours à la supériorité, ne m'appelant que lorsque je lui suis nécessaire, ou seulement pour figurer à côté d'elle.

Ne croyez pas cependant, messieurs et dames, que mes plaintes soient dictées par un motif de vanité ; non, mon inquiétude a une base plus sérieuse : c'est la coutume dans notre famille que tout le travail pour se procurer de la nourriture repose sur ma sœur et sur moi (et, je le dis en confidence à cette occasion, elle est sujette à la goutte, au rhumatisme, à la crampe et à plusieurs autres accidents) ; alors, que deviendra notre pauvre famille? Les regrets de nos parents ne seront-ils pas très grands, d'avoir établi une telle différence entre deux sœurs qui se ressemblent tant?...

Vous avez compris qu'il s'agit d'un plaidoyer tendant à réhabiliter la main gauche, cette réprouvée. Et voulez-vous savoir quel est l'auteur, qui ne s'est pas fait connaître, de cette judicieuse autant que spirituelle boutade? Un Américain, alors l'hôte de la France, un physicien du plus haut mérite, l'inventeur du paratonnerre, le « bonhomme » FRANKLIN.

Les Gauchers célèbres.

Nous voudrions nous borner ici à rappeler les noms de quelques gauchers qui ont plus ou moins marqué dans l'histoire des lettres et des arts.

Parlant de HOLBEIN le jeune, un critique écrit (1) :
« L'habileté du maître étonne encore davantage,
quand on pense qu'il travaillait de la main gauche. »

Le peintre japonais HOKOUSAÏ peignait également
de la main gauche (2) :

Je peux ajouter que je dessine de la main gauche,
écrit Raphaël de MONTÉLUPO. Une fois, à Rome, comme
je dessinais l'arc de Thraces, près du Colisée, vinrent à
passer MICHEL-ANGE et FRA BASTIANO DEL PIOMBO ; ils
s'arrêtèrent pour me voir ; étant naturellement gauchers
l'un et l'autre, et ne pouvant cependant faire avec la
main gauche que les choses de force, ils demeurèrent un
instant à me regarder, et s'étonnèrent fort. En effet,
chose semblable ne fut peut-être jamais possible à un
sculpteur ou à un peintre, que l'on sache.

Raphaël de Montélupo fait erreur : le cas n'est
pas rare d'un peintre ou d'un sculpteur gaucher,
ou tout au moins ambidextre ; mais il était intéressant de noter la « gaucherie » de MICHEL-
ANGE (3).

ASPERTINI, peintre, mort en 1552, était un homme
extrêmement bizarre. On l'appelait l'homme à deux
pinceaux, parce que, par singularité, il peignait
en même temps des deux mains : l'une produisait
le clair, et l'autre l'obscur (4).

Parmi les peintres contemporains, on peut ajouter à Daniel VIERGE, qui, paralysé de la main droite,

(1) Alfred MICHIELS, *Voyage d'un amateur en Angleterre;*
Paris, 1872, in-8°, 226.
(2) ED. de GONCOURT, *Hokousaï.*
(3) *Magasin pitt.*, 1844, 214.
(4) E. BAYARD, *L'Art en anecdotes.*

dessinait de la gauche, Georges CLAIRIN, qui peignait avec la même maîtrise d'une main comme de l'autre.

Sait-on que COLIGNY, l'illustre victime de la Saint-Barthélemy était, lui aussi, gaucher?

Le terme d'*ambidextre*, appliqué aux sujets qui se servent également bien des deux mains, nous rappelle un de ces mots à l'emporte-pièce que MALGAIGNE, qui avait de la causticité à revendre, dit d'un de ses collègues, le professeur J., lequel se flattait de pouvoir opérer également bien avec l'une ou l'autre main : il l'appelait « le chirurgien ambidextre », voulant dire par là qu'il était également gaucher, c'est-à-dire maladroit des deux mains.

Manchots célèbres.

Il semblerait que, s'il est un art qui doive être interdit à quiconque ne peut tenir un pinceau, c'est celui de la peinture : c'est précisément la profession de peintre que choisissent certains manchots, comme s'ils voulaient jouer avec la difficulté.

Qui n'a ouï parler de DUCORNET, le peintre né sans bras? Ainsi signait-il ses lettres, dont une nous est tombée sous les yeux.

On le rencontrait aux Ecoles des beaux-arts, porté par son père. Ducornet se servait de ses orteils avec une dextérité inconcevable. On voit de lui, au Musée de Lille, un *Saint-Louis rendant la justice* qui, tour de force à part, est réellement un tableau estimable.

Le cas de JOUVENET et celui, plus récent, de

Daniel VIERGE, offrent un véritable intérêt pour es médecins.

A la suite d'une attaque d'apoplexie, Jouvenel avait été atteint d'une paralysie complète de tout e côté droit du corps, qui le condamnait à l'impuissance. « Un jour, raconte CHARLES BLANC, que on neveu et disciple peignait une tête dans un grand tableau, Jouvenet lui enleva la brosse, pour donner plus d'expression à cette tête, mais la main malade n'obéissait plus au génie de l'artiste ; alors, l passa son pinceau dans la main gauche et fut out surpris de retrouver son adresse et sa vigueur. Ce tableau, qu'il acheva de la main gauche, est a *Mort de saint François*, du Musée de Rouen. »

Le peintre se remit à l'œuvre et exécuta, entre autres grandes compositions, la fresque du plafond de a seconde Chambre des requêtes du Parlement de Rouen ; il signait habituellement : J.-J., *deficiente dextra, sinistra pinxit.* « Jean Jouvenet, à défaut de la main droite, a peint avec la gauche. »

Le dessinateur VIERGE, hémiplégique droit et aphasique, dessinait admirablement de la main gauche.

Au Salon de 1885, on pouvait voir un paysage qui était l'œuvre d'un artiste sans bras, NOËL MASSON, qui travaillait à l'aide de bras et de mains artificielles. Masson, nous contait un jour PAUL GINISTY, qui l'avait connu, était un petit homme ayant gardé e type du gamin de Paris; il n'avait que trois poils de moustache ; il ouvrait les portes en se servant de ses dents et des crochets. « J'ai gardé, nous disait notre confrère, l'impression singulière d'une poignée de... crochets, qui remplaçait la poignée de mains. »

*
* *

Il y a, parmi les artistes, des gauchers véritables ; d'autres qui sont des gauchers par contrainte; enfin, des ambidextres.

D'après LOMBROSO, Sébastien del PIOMBO, HOLBEIN, MICHEL-ANGE, et « peut-être » LÉONARD DE VINCI, auraient été des gauchers de naissance : le Dr GRASSET, qui les cite, considère leur gaucherie comme la rançon de leur génie.

Le plus connu des gauchers par contrainte est DANIEL VIERGE. Ainsi que l'a écrit G. Geffroy, dans une chronique de la *Dépêche de Toulouse* (27 janvier 1912) :

Surmené, frappé en pleine production, il fut condamné à l'immobilité par la paralysie, privé de l'usage de sa main merveilleuse. Le cerveau restait clair, amoureux de la vie, quoique la parole fût partie avec cette autre parole qu'il maniait d'une façon si prompte, si originale, et qui était son dessin. Il fut d'un courage, d'une patience, d'une volonté extraordinaires. Lui qui pouvait à peine signer son nom, il réapprit à dessiner de la main gauche, et il accomplit de nouveaux chefs-d'œuvre, dessins, aquarelles, illustrations, d'un Voyage en Espagne, la fin des illustrations de *Pablo de Ségovie*, les illustrations de *Don Quichotte*...

HANNAH BARLOW fut victime de la même fatalité que Daniel Vierge ; elle eut assez de force de caractère pour rééduquer sa main gauche et modeler de nouveau des vases admirables.

Le groupe des artistes ambidextres est plus

nombreux, mais il n'est pas homogène. Quelques artistes droitiers sont arrivés à utiliser leurs deux mains, en éduquant leur main gauche ; d'autres (et ils sont vraisemblablement la majorité) ne sont que des gauchers éduqués, comme la plupart des ambidextres.

L'auteur anonyme d'un article paru dans la *Dusseldorfer General Anzeiger* (XXXVI᷄ année, n° 217) a remarqué la fréquence de l'emploi de la main gauche par les artistes, et il en a fourni les exemples suivants :

Tout le monde se plaint que l'emploi de la main gauche soit négligé, et on a essayé de faire des exercices avec cette main, pour combattre cette tendance. Les artistes sont peut-être les seuls qui aient fait des exercices méthodiques avec la main gauche, et il existe des peintres et des scuplteurs ambidextres.

Nous en avons un exemple fameux avec Adolphe Menzl, qui dessinait aussi bien de la main gauche que de la droite ; mais les véritables gauchers sont rares parmi les artistes.

Une revue anglaise a donné la liste d'un certain nombre de maîtres de la palette, qui ont conduit le pinceau de la main gauche.

Le célèbre peintre Georges Clairin se faisait faire des palettes pour la main droite, parce qu'il pouvait peindre de la main gauche.

Le dessinateur bien connu Louis Wain fait tous ses dessins de la main gauche, et il dessine aussi vite et aussi vivement qu'un autre pourrait le faire de la droite.

Ce qui s'explique relativement chez un peintre paraît plus extraordinaire chez un ouvrier d'art. Qui pourrait croire que les merveilleux pots de terre, qui ont rendu le nom de HANNAH BARLOW célèbre dans le monde entier, ont été modelés de la main gauche ? Or, Miss Barlow est gauchère, non de son propre choix, mais parce que la nécessité l'y a contrainte : elle dessinait autrefois les merveilleuses arabesques de ses poteries avec sa main droite, mais celle-ci s'étant brusquement paralysée, le médecin lui déclara qu'elle ne pourrait plus désormais se livrer aux pratiques de son art. Grâce à une volonté tenace, elle parvint à éduquer la main gauche, de façon à pouvoir la substituer à la droite, d'abord maladroitement ; mais brusquement, sa main gauche devint d'une adresse encore plus parfaite que la droite, et ses derniers travaux sont plus beaux peut-être que les précédents.

Un partisan enthousiaste de l'ambidextrie est l'officier R. S. BADEN POWELL, le héros de Mafeking. Grâce à une longue pratique, il est parvenu à se servir de la main gauche aussi bien que de la main droite, et il est si enchanté de cette exaltation de ses facultés, qu'il s'est efforcé d'introduire, dans cette petite armée de jeunes gens qu'il a créée sous le nom de *Boys Scouts*, l'emploi plus fréquent de la main gauche.

Ce dernier détail est à retenir.

*
* *

A la suite d'un article, publié par nous dans le *Journal*, nous recevions de M. FLORIAN, le célèbre graveur, qui a gravé le nouveau billet de cent francs, cette intéressante lettre :

Puisque vous vous intéressez aux infirmes virtuoses (titre de votre article paru dans le *Journal* du 22 août dernier (1913), permettez-moi, Monsieur, je vous prie,

de vous signaler un être existant, tombé paralysé l'année
où Vierge est mort (1904) : Frédéric Florian, graveur,
atteint de paralysie du côté droit et d'aphasie complète,
tout comme Vierge, dont il était l'ami et l'admirateur.

Frédéric Florian est tombé paralysé à l'époque où il
travaillait, à la Banque de France, à ce funeste et malheureux billet de 100 francs, de Luc-Olivier Merson, qu'il
n'a pu achever. Bref, Frédéric Florian a mis deux ans
pour arriver à regraver de la main gauche. Toute une
rééducation était nécessaire.

Depuis six ans, il réexpose à la Nationale des Beaux-
Arts, dont il est secrétaire depuis la fondation de la Société des gravures originales en couleurs.

La gravure sur bois est un art très difficile entre
tous, qui demande un métier approfondi. Avec un burin
d'acier, il faut tailler du buis (bois très dur), ce qui
représente une sûreté extraordinaire et un travail constant du cerveau, car il s'agit de la parfaite superposition
des couleurs.

Dans les annales de la gravure, c'est un cas unique :
étant donnée la difficulté de la gravure, c'est un effort
inouï de volonté tenace.

Veuillez, etc.

C. Florian, 9, rue Madame, Paris.

*
* *

Pour neutraliser la fatigue du poignet, généra-
trice de la professionnelle « crampe des écrivains »,
les grands producteurs ont une ressource, que révé-
lait un entrefilet de la *Liberté* du 11 février 1913 :

J.-H. Rosny aîné est un des plus féconds écrivains ;
sa fécondité est terrifiante.

Comment, direz-vous, peut-il écrire tant de romans,
tant de contes, tant d'articles? C'est très simple... L'au-

teur de *Nell Horn* a appris à écrire de la main gauche.
Dès que M. Rosny sent sa dextre fatiguée, il fait appel à
la senestre, et de cette façon-là, racontent ses amis, ses
forces physiques ne trahissent pas son activité intellectuelle.

Charles ROCHET, statuaire et peintre, ancien professeur d'anthropologie appliquée aux Beaux-Arts,
aux cours libres de la Sorbonne et de l'Ecole nationale des Beaux-Arts, auteur, avec son frère, des
grandes statues équestres de *Guillaume le Conqué-*
rant (1851), *Don Pedro* (Brésil, 1862), *Charlema-*
gne (1878), a lui-même conté (1) comment il a cor-
rigé sa « gaucherie » :

J'étais gaucher dans ma jeunesse, comme le peintre HENRI REGNAULT, et comme tant d'autres que je
pourrais citer. Eh bien ! j'ai passé ma vie à m'en corriger, ou plutôt à me servir indistinctement des deux
mains dans les travaux que j'ai faits : ce qui m'a fait
apprécier tous les avantages que l'on trouve à se servir
des deux mains.

Le glorieux infirme de Lépante.

Dans la journée de Lépante (7 octobre 1571), CER-
VANTÈS, à la tête de douze soldats d'élite, malgré la
fièvre qui le dévorait, se battit bravement, et fut
grièvement blessé : deux coups d'arquebuse à la
poitrine et un à la main gauche, dont le mouvement
fut à jamais perdu. Le glorieux manchot a parlé
de cette journée fameuse, de la part qu'il y prit

(1) Cf. *Traité d'anatomie, d'anthropologie et d'ethnographie,
appliquées aux Beaux-Arts*, (Paris, 1886), par Ch. ROCHET.

et de ses blessures, dans la plupart de ses écrits :
dans la préface de la seconde partie de *Don Quichotte*, la préface des *Nouvelles morales*, le prolo-
gue du roman de *Persiles et Sigismonde*, etc., et,
plus particulièrement, dans son épître en vers à
Matéo Vasquez, secrétaire de Philippe II, écrite
à Alger durant sa captivité, et dans le premier
chant du *Voyage au Parnasse*.

Voici deux tercets de l'Epître :

> A esta dulce sazon, yo triste estaua
> Con la una mano de la espada assida,
> Y sangre de la otra derramava.
> El pecho mio de profunda herida
> Sentia llagado y la siniestra mano
> Estava por mil partes y a rompida.

Ces blessures n'étaient pas encore fermées lors du
combat sur mer (20 sept. 1575), à la suite duquel
il fut pris par d'autres Corsaires d'Alger. Il le dit,
dans un autre passage de la même pièce :·

> Tambien vertiendo sangre aun la herida
> Mayor, con otras dos...

Donc trois plaies, dont la plus grave était celle
de la main.

Dans le *Voyage au Parnasse*, il fait ainsi parler
Mercure, s'adressant à sa personne :

> Que enfin has respondido à ser soldado
> Antiguo y valoroso que lo muestra
> La mano de que estas estropeado.
> Bien sé que en la naval dura palestra
> Perdiste et movimiento de la mano
> Irquierda para gloria de la diestra.

Il ne se peut rien de plus explicite que ces textes, qui rendent superflus les témoignages des contemporains, tels que LOPE DE VÉGA, dans son *Laurier d'Apollon*, l'auteur anonyme de la suite de la première partie de *Don Quichotte*, et la voix publique qui désignait Cervantès par cette appellation glorieuse, « El mano de Lepanto », le manchot de Lépante.

La main gauche, broyée par la mitraille, ne fut pas amputée, mais elle resta, depuis, immobile, ne pouvant ni s'ouvrir, ni se fermer. Ankylose probable de l'articulation du poignet, lésions graves des tendons extenseurs et fléchisseurs, avec atrophie des muscles. Par conséquent, rien n'est moins vraisemblable que l'hypothèse suivant laquelle Cervantès aurait été peint par l'habile artiste PACHECO, dans un tableau du Musée de Séville (n° 19), qui représente un religieux de la Merci, assis dans un petit bateau, conduit par un marin, qui manœuvre debout à la poupe, à l'aide d'une gaffe, dont le bout extérieur est solidement serré par la main gauche, tandis que la main droite tient la perche et la dirige.

Cervantès ne dit rien de ce tableau, dans lequel on a cru le reconnaître, tandis qu'il parle avec complaisance du portrait qu'avait fait de lui le peintre poète Juan de JAUREGUI, et qui devait être fort ressemblant, puisqu'il y renvoie les curieux, après avoir tracé lui-même avec sa merveilleuse plume l'image vivante de sa personne : il avait le front découvert, les yeux vifs, le nez aquilin, la bouche grande, de mauvaises dents, en petit nombre, le visage riant et la barbe blonde ; le dos voûté, la démarche lourde, et il bégayait dès qu'il s'animait un peu. (Voir, pour plus amples détails, le *Voyage au Parnasse*, traduit pour la première fois en français, avec une biographie, introduction et des notes, par le Dr J.-M. Guardia.)

Auto-mutilation des doigts.

« Je ne connais, écrit M. Emile Gouget (1), qu'un seul virtuose qui avait véritablement pratiqué l'art de *se faire les doigts* », Pierre Locatelli (2), né à Bergame, vers 1690, avait dans sa jeunesse une aversion insurmontable pour le violon et, dans un accès de colère causé par la persévérance que mettait son père à lui faire travailler cet instrument malgré lui, il se coupa les chairs entre le 4° et le 5° doigt de la main gauche, avec un canif, espérant que cette blessure le délivrerait pour toujours du violon, qui lui était odieux. On lui laissa effectivement le temps de se guérir de sa blessure, et on ne lui parla plus de cet instrument.

Mais, plus tard, lorsqu'on n'y songeait plus, le goût lui vint de travailler le violon et il s'y mit avec passion. La blessure qu'il s'était faite, loin de l'estropier, comme on aurait pu le craindre, lui avait procuré, à l'avantage de cette main, un écartement extraordinaire. Il composa, entre autres, des *Caprices* pour le violon, dont l'exécution est une espèce de problème, qui ne peut s'expliquer que par

---

(1) Emile Gouget, *Histoire musicale de la main*, 248-249.
(2) Locatelli a fait école. De nos jours, en Amérique, on incise, avec succès, les doigts des enfants destinés à l'étude des instruments à cordes (E. G.).

la disposition accidentelle de sa main, qui lui permettait de faire ce qu'aucun autre ne pouvait tenter (1).

Mutilations des doigts.

Le voyageur Thomson rapporte qu'il rencontra en Australie un vieil indigène, à qui manquaient plusieurs phalanges des doigts de la main : elles avaient été amputées. Interrogé sur les causes de cette mutilation, le vieux primitif expliqua comment tous ses frères étant morts en très bas âge, sa mère, désireuse à tout prix de l'élever, lui avait coupé les phalanges, pour le mettre à l'abri des maladies. La bonne femme qui, de nos jours, fait couper la queue de son chat, pour le préserver de la *maladie*, ne raisonne pas autrement que l'Australien.

Récemment, peut-être même aujourd'hui encore, certains vétérinaires empiriques pratiquent sur les chiens l'*évèrement* ou l'*évération*, opération qui a pour but, en coupant la queue, d'enlever le ver (?), et pour avantage, de préserver de la rage.

Le primitif et l'ignorant, c'est tout un, croient, avec la phalange ou la queue, enlever le germe de la maladie; mais chez nous, même dans le tétanos consécutif à une blessure du doigt, le chirurgien sait qu'en amputant le doigt blessé, il enlèvera les bacilles qui, localisés dans la plaie initiale, versent de là leurs toxines dans tout l'organisme.

Chez les Boschimans, d'après Barrow, lorsqu'un malade est convalescent d'une affection grave, on

(1) *Histoire de la musique*, par A. Blondeau.

lui coupe de même une phalange ; on choisit de préférence la main gauche, parce qu'elle est moins utile ; comme nous choisissons, pour vacciner, une région où l'éruption n'occasionnera pas de gêne considérable (1).

Dans son récit de voyage au Cap de Bonne-Espérance, THUNBERG rapporte qu'une veuve qui se remarie doit souffrir l'amputation d'un doigt à chaque nouveau mariage.

Il y a un peu plus d'un demi-siècle, en 1858, une jeune fille des environs de Jodoigne (Belgique) voulut donner à son fiancé une singulière preuve d'amour. Celui-ci était tombé au sort et il devait passer prochainement au conseil de milice, où il aurait été désigné pour un régiment de grenadiers, car il était d'une taille et d'une constitution qui l'eussent fait enlever par FRÉDÉRIC de Prusse.

La jeune fille eût tout donné pour empêcher le départ de son fiancé, mais elle n'avait rien. La difficulté était donc grande ; voici comment elle la trancha.

Elle parvint à se glisser dans la chambre à coucher de son fiancé pendant le sommeil. Elle s'empara de sa main droite, et, au moyen d'un couteau affilé, dont elle s'était munie, elle lui enleva résolûment les deux phalanges de l'index et le rendit impropre à la milice.

On comprend combien le jeune homme dût être sensible à cette preuve d'amour. Il ne parut pas, néanmoins, très décidé à donner sa main à une femme qui en avait déjà fait un si mauvais usage.

(1) BORDIER. *Mutilations ethniques.*

Etymologie du mot « poltron ».

Voici l'étymologie que SAUMAISE donne de cette expression : elle vient, dit-il, de *pollice truncus* (qui a le pouce coupé).

A l'époque du Bas-Empire, les privilèges des soldats vétérans passaient à leurs enfants mâles qui se destinaient à la profession des armes. Mais les empereurs VALENTINIEN et VALENS furent obligés de publier une loi, qui condamnait à la peine du feu ceux qui, pour éviter le service militaire, se mutilaient les doigts. En effet, beaucoup de jeunes hommes, à cette époque, enrôlés malgré eux, se coupaient les pouces par lâcheté, pour se rendre inaptes au service (1).

Superstitions relatives aux doigts.

Sur le petit doigt et son voisin, l'annulaire, il existe, chez les Turcs, une superstition que ce peuple a depuis longtemps formulé en article de foi : « Ces deux doigts sont funestes; le diable s'en sert pour manger son riz. » Tout bon Musulman ne mange qu'avec les trois autres.

L'âme est dans les doigts ; quand on meurt, c'est par là qu'elle s'échappe : telle est la croyance des habitants du Macassar, reprise de nos jours par M. COLLONGES, pour l'invention de son *dynamoscope*. Il s'en sert pour suivre, pulsation par pulsation, ou plutôt pétillement par pétillement, l'âme qui s'échappe du corps par les doigts, et il pré-

(1) *Magasin Pittoresque*, 1839, 103.

tend ainsi obtenir enfin cette preuve de la mort certaine qu'on a tant cherchée, et qui, trouvée plus tôt, aurait sauvé tant de malades de l'horrible danger des inhumations précipitées.

Au Macassar, on est si profondément pénétré du fait qu'a constaté chez nous M. Collonges, sans se douter qu'il l'eût été antérieurement que, dès qu'un malade agonise, l'*agguys*, appelé pour l'aider à mourir, se met, tout en marmottant des prières, à lui frictionner doucement le doigt du milieu, pour préparer ainsi la voie à l'âme qui va s'échapper (1).

*
* *

Le Chinois, entre toutes les races, est un joueur particulièrement effréné ; chez lui, le jeu a les conséquences les plus graves et parfois les plus singulières : on en a vu, n'ayant plus rien à engager après avoir perdu jusqu'à leur femme, jouer un doigt, deux doigts de leur main (2).

La Chiromancie, appliquée à l'Obstétrique.

Le Dr PLANTIER (d'*Annonay*), a fait une curieuse constatation : il a observé que, chez les femmes aux doigts gourds, aux articulations raides et sans souplesse, le coccyx résistait beaucoup plus à la poussée fœtale, que chez les femmes dont les doigts ont une laxité particulière : chez celles-ci, la rétropulsion coccygienne se ferait avec la plus remar-

(1) ED. FOURNIER, *Le Vieux-Neuf*, t. III, 605 et s.
(2) Dr CORRE, *Ethnographie criminelle*, 36.

quable facilité : voilà une application imprévue de la chiromancie à l'obstétrique, et un moyen facile pour les accoucheurs d'être devins à bon compte.

A une primipare anxieuse de savoir si « tout se passera bien », le praticien n'aura qu'à dire : « Abandonnez-moi votre main, et je vais vous répondre. » Le procédé est, paraît-il, à peu près infaillible.

La Symbolique des doigts.

« Il n'est pas jusqu'à vos doigts qui, par leurs mouvements n'aient exprimé des lettres » : *Scripta in digitis littera nulla fuit.*

Ils expriment même des baisers ! (*Oscula significant*). APULÉE nous apprend qu'au lieu de recourir au procédé vulgaire de deux doigts appliqués sur les lèvres, « on appuyait d'une manière significative le pouce sur l'index (*priore digito in pollicem residente*), en regardant fixement la personne, qui n'avait pas besoin d'autre explication ».

A ce propos, le Dr Constantin JAMES (1) pose cette question : « Est-ce que, par hasard, ce seraient les dames romaines qui auraient donné à l'abbé de l'Epée l'idée première de la mimique dont il a doté les sourds-muets »? Ne pas oublier, ajoute notre confrère, que, bien avant les dames romaines, SALOMON avait signalé tous ces artifices dans ses PROVERBES : *Annuit oculis, terit pede, digito loquitur,* comme étant déjà d'une pratique usuelle.

(1) *Toilette d'une dame romaine au temps d'Auguste,* par le Dr C. JAMES, 108.

Signification et fonctions des doigts.

« Ce n'est pas seulement en se réunissant, en agissant de concert, écrit un polygraphe (1), que les doigts nous rendent service : isolés, ils nous sont encore utiles. Chacun d'eux se recommande par une aptitude particulière.

Le petit doigt s'appelle *auricularis*, l'auriculaire. On sait qu'il est en relation de plus d'une manière avec l'oreille. Non seulement il lui rend quelques services en fait de toilette, mais en fait de police il ne lui est pas inutile. Les mamans, les ministres et les bonnes ont souvent appris des choses très importantes par ce petit doigt (2). Aussi les enfants raisonnables prétendent-ils qu'il ne faut pas l'en croire en tout. Tel fut le cri général en France, quand BEURNONVILLE, rendant compte à la Convention d'une affaire dans laquelle il avait eu l'avantage sur l'ennemi, prétendit n'avoir perdu en cette occasion que *le petit doigt d'un chasseur. Le petit doigt n'a pas tout dit*, disaient les incrédules.

Passons à l'annulaire :

On appelle annulaire, *annularis*, le quatrième doigt. C'est à celui-là que les évêques portent la bague pastorale, et que SAINT PIERRE portait l'anneau du pêcheur,

---

(1) A. V. ARNAULT, *Critiques philosophiques et littéraires*, t. II, 293 et s.

(2) Jusqu'au commencement de ce siècle, les harpistes avaient jugé le petit doigt trop court pour l'admettre à l'honneur du pincer. C'est à une femme, un bas-bleu, Mme de GENLIS, que revient le mérite d'avoir plaidé la première et gagné la cause de ce paria (a).

(a) *Nouvelle méthode pour apprendre à jouer de la harpe en moins de 6 mois de leçons*, par Mme de GENLIS (1805).

anneau avec lequel ses successeurs ont scellé plus d'une bulle :

Et l'anneau du pêcheur scellant les parricides.

CHÉNIER.

Les Anciens Grecs, au dire d'Aulu-Gelle, portaient un anneau au doigt de la main gauche le plus voisin du petit doigt. On dit que cet usage a été général chez les Romains ; et APION, dans ses *Egyptiaques*, en donne la raison suivante : la science que les Grecs appellent *anatomie*, et qui fut habituellement pratiquée en Egypte, fit découvrir, dit-il, un nerf très délié qui, chez l'homme, va de ce doigt au cœur. Cette union avec la partie la plus noble de l'homme, *cum principatu cordis*, parut devoir lui mériter cette distinction.

Suivant certains auteurs, l'anneau de mariage était placé à ce doigt, *quos in eo venam esse crederet rudis antiquitas ad cor usque pertingentem*. On lit même dans un ouvrage latin de 1706 (*Syntagma de annulis*), que ce n'est ni un nerf, ni une veine, mais bien une artère, qui de ce doigt va au cœur. C'est, sans doute, en mémoire de cette vieille tradition, que les Allemands ont donné au doigt annulaire le nom de « doigt du cœur » (*herzfinger*) (1).

L'annulaire de la main gauche est encore appelé parfois le *doigt médical* (2), ou médicinal. Plusieurs citations de textes, allant de MACROBE à MONSTRELET, c'est-à-dire du commencement du Ve à celui

---

(1) *Recherches sur le Cœur et le foie*, par le Dr F. ANDRY, 35-36.

(2) RABELAIS, *Gargantua*, livre Ier, chapitre VIII ; et *Pantagruel*, liv. III, ch. XX.

du XVe siècle, viennent à l'appui de la dénomination employée par notre joyeux ancêtre. Mais Rabelais l'applique indifféremment à l'annulaire droit et à l'annulaire gauche ; c'est celui-ci seul qui mérite cette appellation.

Arrivons au troisième doigt. C'est le plus grand de tous.

Comme s'il était homme, c'est aussi celui dont on dit le plus de mal. Ses détracteurs l'appellent *infamis*. Les impartiaux l'appellent *medius*, doigt du milieu. Cela est conforme à la place qu'il occupe.

Mais c'est surtout l'*index* qui a donné matière aux plus abondantes gloses.

Rapproché de la bouche, comme il l'est dans la belle statue connue ous le nom du *Silence*, ce doigt commande la discrétion.

Leur doigt mystérieux se posait sur leur bouche.

(Ducis, *Macbeth*.)

Enfin, dirigé vers un objet, ce doigt le désigne, l'indique à l'attention : de là, le nom *index*, que le latin lui a donné et qu'il a conservé en français. Ce dernier signe est celui de la démonstration, de la menace et du commandement.

Ce mot *index*, qui signifie *indicateur*, *indice*, s'applique aussi, dans notre langue, à d'autres objets. La table indicative des matières traitées dans un livre s'appelle *Index*. Sans parler du sens qu'il a en mathématiques, science moins gaie qu'utile, ou dans le commerce, profession plus utile que gaie, parlons de l'*Index* par excellence, de celui à la confection duquel la cour de Rome travaille sans relâche, depuis plus de trois siècles, de celui qui, comme le *Dictionnaire de l'Académie française*, n'est jamais plus incomplet qu'au moment où on le croit fini.

L'*Index* de Rome est le catalogue des livres dont l'Église défend la lecture aux catholiques. Ces défenses sont de deux natures : les unes, absolues, portent sur les livres incorrigibles ; les autres, conditionnelles, portent sur des ouvrages susceptibles d'être corrigés, *donec corrigantur*, et sont annulées par le fait même de la correction.

Cette institution date du concile de Trente ; elle a pour but d'empêcher qu'il soit porté dommage aux intérêts de l'Église par les écrivains...

On a fort justement remarqué qu'il existait peu de livres raisonnables qui n'aient été mis à l'*index;* aussi, en consultant l'*Index*, pourrait-on se faire une excellente bibliothèque. On trouverait des ouvrages de VOLTAIRE, de ROUSSEAU, de MONTESQUIEU, de FRÉRET, de DUMARSAIS, de DIDEROT, de D'ALEMBERT, de RABELAIS et même de FÉNELON. Cela prouve-t-il en faveur de la doctrine au maintien de laquelle est préposé l'*Index* ? Ce catalogue ne ressemble-t-il pas un peu à un certain canton de l'Enfer du DANTE, où l'on ne trouve que des hommes de génie ?...

« Que puis-je faire pour vous ? » disait l'avocat général SÉGUIER à un auteur auquel il portait intérêt. — Un réquisitoire contre mon ouvrage, répondit celui-ci ; tout philosophique qu'il soit, il ne se vend pas. Si vous êtes assez bon pour conclure à ce qu'il soit lacéré et brûlé, ma fortune est faite. » M. Séguier fut assez bon pour cela.

Autre temps, autres mœurs. La congrégation de l'*Index* elle-même ne peut plus rendre un pareil service ; non pourtant qu'elle ait perdu la parole, mais sa voix n'est plus, comme dit l'Apôtre, qu'un airain sonnant, *æs sonans*, qu'une cymbale retentissante, *cymbalum tinniens*.

La fonction du *gros doigt* est de pousser, soit qu'il appuie sur un corps pour le comprimer ou pour l'introduire dans un autre ; soit que, l'accrochant, il lui donne une impulsion dans un sens quelconque, comme quand il fait vibrer la corde d'un instrument. Aussi, les anciens qui, tout poètes qu'ils sont, n'emploient jamais que le mot propre, désignaient-ils cette action par le verbe « pousser », *pulsare* ; ou par *tentare, prœtentere*, ou encore *impellere*.

> *Ut satis impulsas tentavit pollice chordas.*
> OVIDE, *Mét.*, lib. X, v. 145.

> *Habili prœtentat pollice chordas.*
> Ov. *id.*, *ibid.*, v. 39.

> *Nunc te vocales impellere pollice chordas.*
> TIBULLE, II, 5, 3.

Le gros doigt s'appelle en latin *pollex*, et en français *pouce*. Chez les anciens, le rapprochement du pouce et du second doigt avait une signification particulière dans les assemblées délibérantes. C'était un signe d'approbation, comme leur s'paration était le signe du sentiment contraire.

Dans les combats de gladiateurs, la main en l'air, le pouce renversé (1), était le signe ordinaire de la condamnation ; c'était aussi par le mouvement du pouce qu'aux jeux du Cirque, les Vestales décidaient de la vie des gladiateurs.

Les mains levées, en rapprochant les deux pouces, étaient l'indice de l'absolution (2).

---

(1) « Au pouce renversé de la multitude ils épargnent, pour lui plaire, le premier gladiateur venu ». JUVÉNAL, sat. III, 36-37.

(2) *Fautor utroque tuum laudabit pollice ludum* (HORACE, épist I, 18, v. 66).

On se rappelle la première scène du premier acte de *Roméo et Juliette*, de SHAKESPEARE. Les domestiques des Capulet voulant narguer ceux des Montaigu, l'un des premiers, du nom de Samson, dit à son camarade : « *Moi, je mordrai ton pouce*, en les fixant ; et s'ils passent sans rien dire, ce sera un affront pour eux ! » En effet, il n'y manque pas, et Abraham, domestique des Montaigu, lui dit : « L'ami, mords-tu ton pouce pour nous narguer? »

SAMSON : « Moi? je mords mon pouce... »

ABRAHAM : « Est-ce pour nous insulter, dis? »

Samson demande à son camarade Gregorio : « Aurons-nous la loi de notre côté, si je réponds oui? »

GREGORIO : « Non pas. »

SAMSON (à Abraham) : « Ce n'est pas précisément pour vous insulter que je mords mon pouce; mais je mords mon pouce, moi ! »

Ce geste était donc regardé comme insultant dès le temps de Shakespeare.

*
* *

Le doigt dans la bouche a eu différentes significations, selon les temps et selon les pays. C'est le signe symbolique que RESTIF DE LA BRETONNE appelle le *baiser napolitain*. C'est, aussi, le signe provocateur et indicateur que la galanterie muette a souvent employé pour faire connaître à qui de droit des intentions qui seraient moins intelligibles en paroles. Mais ces deux manières appartiennent au langage secret de la mauvaise vie.

Le même symbole a été, en France, aussi inju-

rieux qu'il l'était en Angleterre. On en peut citer
un exemple mémorable et bien authentique. Quand
CAMILLE DESMOULINS vint dire à DANTON que ROBES-
PIERRE avait annoncé qu'il allait se débarrasser de
lui révolutionnairement, Danton mit son doigt
(l'index) dans la bouche, et dit en propres termes,
c'est-à-dire en termes malpropres : « Qu'il essaie :
je lui mettrai le doigt dans le c.., et je le ferai
tourner comme un toton ! » (1)

Chez les modernes, mettre le pouce dans sa bouche est un signe de mépris ou de défi, surtout en
Italie, où faire la figue (*fico*) à quelqu'un est une
grande insulte.

Les succurs de pouce.

Tous les médecins connaissent ces sujets, des enfants parfois assez grands, qui ne peuvent s'endormir sans exécuter des mouvements de succion
plus ou moins violents sur leur pouce.

Cette habitude vicieuse, faisait récemment observer le docteur DELGUEL, à la Société de Médecine
et de Chirurgie de Bordeaux, est susceptible de
déterminer des déformations osseuses. Celles-ci se
produisent fatalement chez les enfants ayant conservé cette habitude jusqu'au moment de l'évolution des incisives permanentes. Ces déformations
ressemblent fort au prognathisme supérieur ordinaire, mais il est important de pouvoir les distinguer, et un examen minutieux permet d'arriver à
ce résultat.

(1) *Intermédiaire des Chercheurs et Curieux*, 1879.

Les *suceurs de pouce* sont tout aussi incorrigibles que les sujets qui exécutent des mouvements rythmés pendant le sommeil, et les moyens de traitement ordinaire échouent dans un cas comme dans l'autre ; cependant, l'on peut guérir ces malades par la correction des déformations au moyen d'appareils orthopédiques appropriés.

En effet, l'occlusion de la brèche interdentaire entraîne, pour le sujet, l'impossibilité d'y loger son pouce : d'où résulte, forcément, la disparition des mouvements anormaux.

Le pouce dans la magie.

Les braconniers allemands fondent leurs balles la nuit, sous la nouvelle lune, croyant que, de cette manière, ils auront des balles « enchantées ». Ils sont sûrs qu'elles frapperont à mort leur proie.

Egalement, un pouce de mort, exhumé à la clarté de la nouvelle lune, permet aux tziganes d'Autriche de pénétrer dans les maisons d'autrui sans être découverts (HANS GROSS) (1).

Règles par le pouce.

M. le docteur LOP, de Marseille, a relaté naguère l'observation d'une hystérique de 37 ans, qui avait subi l'amputation des ovaires pour une double salpingite et qui, le 28 de chaque mois, avait une hémorragie par le pouce, d'une durée de cinq jours. La quantité de sang perdu variait entre un verre à madère et une demi-tasse de bouillon.

(1) Alfredo NICEFORO, *Les Classes pauvres*, 157.

Un bizarre instrument de chirurgie.

Hofmann rapporte qu'il a « ouï dire à Aquapen-
dente (1) qu'il y avait des sages-femmes, dans quelques endroits de l'Italie, qui laissaient croître l'ongle du pouce droit fort long, afin de le couper en
forme de couteau, en amincissant le bord pour le
rendre tranchant ; et *qu'elles coupaient le filet avec
cet ongle !*

Un oreiller original.

La comtesse de Soissons avait des oreillers dans
son lit de toutes les grandeurs imaginables ; il y en
avait même pour son pouce (Tallemant, tome I,
p. 213) (2).

La suprématie du pouce.

Le célèbre médecin Vicq d'Azyr prouve, dans ses
Observations d'Anatomie comparée, que l'homme
étant le seul être qui ait la faculté de joindre le
pouce avec l'index, c'est à cet avantage, si petit en
apparence, que l'on doit en grande partie les prodiges de tous les arts.

Un savant, un physiologiste estimé, M. White-
head, a étudié le pouce au point de vue civilisa-
teur et en a fait un merveilleux éloge. Sans le pouce,
dit-il, pas de civilisation. L'homme est presque
annihilé. Avec un pouce rudimentaire, ou même
imparfait, d'anthropoïde, l'homme n'eût pu fabri-

(1) Fabrice d'Acquapendente.
(2) *Le Palais Mazarin*, par de Laborde, 301.

quer ni armes offensives, ni armes défensives, ni lancer une flèche, ni se livrer à aucune industrie. Il fût resté une sorte de singe mal offensif, peu défensif, imperfectible.

Les sauvages d'Australie et d'Afrique, d'après ce que rapporte sir John Lubbock, sont pénétrés de cette conviction de la puissance du pouce. Ils le font bien voir, en ayant soin de couper les pouces à ceux de leurs ennemis dont ils peuvent s'emparer. C'est, d'après ce qu'ils pensent, et d'après ce que leur a montré une cruelle expérience, le moyen incomparable de se mettre à l'abri, le plus efficacement, de leurs retours offensifs.

*
* *

A défaut d'autres preuves, disait Newton, le pouce me convaincrait de l'existence de Dieu.

Le pouce, opposable aux autres doigts, est une des marques qui nous distinguent de nos simiesques aïeux. L'homme peut opposer le pouce à tous les doigts de la main ; tandis que, chez le singe, le mouvement d'opposition est très rudimentaire. Le singe prend avec les quatre derniers doigts fléchis et la paume de la main, ou bien avec l'index et le pouce, dont la pulpe s'applique au bord radial du deuxième doigt.

Jusque vers deux ans, les enfants prennent comme les singes ; c'est à cet âge seulement qu'ils commencent à opposer le pouce aux autres doigts.

La paume de la main est plus longue et plus mince chez le singe ; le pouce est petit ; l'espace digital entre le pouce et l'index plus petit aussi.

Les kabbalistes ont placé sur la racine du pouce le siège de la volonté et du jugement.

Combien de faits leur donnent raison ! Les idiots de naissance ne viennent-ils pas au monde avec des pouces atrophiés ? Nos bébés en nourrice ne tiennent-ils pas constamment leur pouce enfermé dans leur main, jusqu'à l'apparition de leur première lueur d'intelligence et de vouloir ? Les épileptiques, dans leurs terribles crises, et les moribonds, à l'approche de la mort, ne cachent-ils pas leur pouce dans leurs doigts, comme s'ils étaient mus par un symbolique pressentiment de l'anéantissement prochain de leurs facultés humaines?

*
* *

Shakespeare, Montaigne, La Fontaine, avaient de très petits pouces.

Danton, Galilée, Descartes, Leibnitz, Saint-Simon, avaient de très grands pouces.

David, Fontenelle, avaient de très gros pouces.

Voltaire, « l'homme dont le cœur fut le plus assujetti au cerveau », avait — regardez sa statue par Houdon — des pouces énormes.

L'histoire, les mœurs, le langage populaire, tout proclame la suprématie du pouce sur les autres doigts.

Anomalies digitales.

Les anomalies et malformations de la main sont relativement fréquentes.

On a rapporté plusieurs exemples d'*ectrodactylie*,

ou absence de doigts : tantôt, tous les doigts manquent ; d'autres fois, quelques-uns seulement font défaut.

Les difformités ou les infirmités de la main ne sont pas toujours une cause d'incapacité. On a vu d'habiles pianistes auxquels il manquait un doigt, déployer dans leur jeu une agilité surprenante.

Parfois, de simples accordeurs, avec l'index et le médius, montent et descendent des gammes avec une prodigieuse vélocité. GRÉTRY n'avait-il pas pris l'habitude de jouer du piano en conservant une prise de tabac entre le pouce et l'index de la main droite ?

Il est curieux, dit le docteur FORT (1), de voir à quel degré d'adresse parviennent les doigts persistants chez les *ectrodactyles* (nés avec des doigts absents). Qu'y a-t-il d'étonnant à cela, lorsqu'on se rappelle quelle peut être l'adresse des orteils chez les individus atteints d'absence congénitale du bras ?

Tout le monde connaît l'histoire de César Ducornet, ce fameux ectromèle, dont il a été déjà question et dont les orteils jouaient le rôle des doigts avec une admirable perfection.

Paris a pu voir, il y a quelques années, le violoniste sans bras UNTHAN exécuter avec ses orteils une fantaisie d'ALARD (2).

*
* *

Les anciens Recueils de médecine sont pleins d'observations de *polydactylie*.

---

(1) *Des difformités congénitales et acquises des doigts.*
(2) Émile GOUGET, *op. cit.*

La polydactylie était si connue chez les Romains, qu'on donnait le nom de Sexdigiti aux individus qui avaient six doigts. Geoffroy Saint-Hilaire cite, comme sexdigitaires, deux filles de Caïus Horatius ; le poète Volcatius ; un Philistin gigantesque dont la Bible fait mention ; et Anne de Boleyn, si cruellement punie par son époux Henri VIII, pour lui avoir caché l'existence d'un autre vice de conformation : une mamelle supplémentaire. Cette reine infortunée aimait à jouer du luth et du clavecin, mais l'histoire ne nous a conservé aucun détail sur son habileté d'exécution musicale

*
* *

La puissance de transmission de cette anomalie (la polydactylie) est très énergique. L'exemple le plus célèbre serait puisé dans la tradition biblique, et Léonard de Vinci s'en serait inspiré dans son chef-d'œuvre de la Cène, où l'un des apôtres déploie une main composée de six doigts (1).   .

La polydactylie étant très souvent héréditaire, il en est résulté la formation de *familles sexdigitaires*.

On a remarqué que toutes les personnes de la famille du professeur de philosophie Hilfinger étaient nées avec douze doigts et douze orteils.

Renou, chirurgien pendant la Révolution, a relevé un grand nombre de familles sexdigitaires, qui existaient depuis un temps immémorial dans le Bas-Anjou. Les parents avaient été opérés de leur doigt surnuméraire, mais les enfants avaient ce

____

(1) Ernest Martin, *Hist. des monstres*, 240.

doigt si bien conformé qu'ils n'éprouvaient nul désir d'en être privés.

Réaumur a fait également l'étude généalogique d'une famille Kullein, habitant l'île de Malte, et dont tous les membres naissaient avec six doigts aux pieds et aux mains (1).

*
* *

Il existe, dans plusieurs régions de la Norvège, un nombre considérable de gens munis de doigts supplémentaires, deux, trois, ou même quatre pouces à chaque main par exemple. Cette particularité se transmet indifféremment par l'un ou l'autre des ascendants. Tous les êtres présentant cette anomalie, qui se sont mariés, ont eu au moins un enfant dont les mains étaient mal conformées.

Dans la famille Cobburn, qui a présenté un des cas les plus curieux de sexdigitisme (les membres de cette famille avaient un doigt et un orteil surnuméraires), cette anomalie dura pendant quatre générations ; mais, dit Burdach, l'anomalie alla constamment en décroissant. Elle était, à la première génération, dans le rapport de 35 à 1 ; à la seconde, de 14 à 1 ; à la troisième, de 3 1/4 à 1. Le retour au type normal s'opérait donc normalement.

*
* *

Vers la fin du xviiie siècle, les habitants du village d'Eycaux avaient presque tous un doigt sup-

_____

(1) *L'Indépendance médicale* (art. du Dr J. Thiénot, d'Abbeville).

plémentaire aux pieds et aux mains. Isolés dans une région reculée et montagneuse, ils se mariaient entre eux et l'anomalie se perpétuait. Plus tard, les communications devinrent plus faciles, des mariages se conclurent avec les habitants des pays voisins, et peu à peu le sexdigitisme disparut.

L'hérédité de cette malformation est, d'ailleurs, admise depuis longtemps dans le public. MAUPERTUIS raconte qu'il y avait à Berlin une famille dont tous les membres avaient vingt-quatre doigts depuis plusieurs générations ; l'un d'eux, ayant eu un enfant normal, refusa de le reconnaître. Un procès identique a été soulevé en Espagne (1).

Le sexdigitisme est fréquent dans certaines villes où les mariages consanguins se répètent. BONNET, de Lyon, disait avoir opéré fréquemment des enfants atteints de cette infirmité, et qui étaient tous issus de mariages entre parents (2).

Quelques observations de malformations des mains peuvent être relevées dans la littérature médicale (3) ; nous ne rappellerons à cette place que deux cas historiques, dont le premier est assez peu connu.

(1) L. BLANC, *Les anomalies chez l'homme et les mammifères*, 118.

(2) NOIROT, *Callipédie*, 149.

(3) Cf. *Nouvelle Iconographie de la Salpétrière*, nov.-déc. 1897 ; *Annales de médecine*, article de MM. MOUTARD — MARTIN et Al. PISSAVY, etc.

Durant les premières années de l'Empire, TAL-
LEYRAND étant en faveur, MONTROND, son homme de
confiance, voyait chaque jour son antichambre
pleine de solliciteurs. Il menait alors grand train.
Il était bel homme, l'air très avantageux, le ton
haut, les cheveux châtains et les yeux gris, mais il
avait « le petit doigt de la main placé à la naissance
du poignet, c'est-à-dire un pouce plus bas que sa
position ordinaire » ; aussi le voyait-on toujours
ganté (1).

Le second cas est celui du gastronome GRIMOD DE
LA REYNIÈRE, dont un de ses contemporains a donné
le portrait suivant, qui n'est pas précisément flatté.

Grimod de la Reynière appartenait à la race des pal-
mipèdes : ses mains ressemblaient à des serres d'oiseau
de proie ; les quatre doigts étaient palmés et réunis en
un seul, et leur extrémité était armée d'une griffe. Le
pouce, beaucoup plus long et plus gros qu'un pouce
ordinaire, portait aussi une griffe au lieu d'ongle. Ce
pouce et ce quadruple doigt, dépourvus d'articulations et
de mobilité, possédaient une force extraordinaire pour
étreindre un objet à l'instar d'un étau. Les griffes mons-
trueuses dont ils étaient accompagnés auraient eu, au
besoin, une action terrible pour déchirer et pour lacérer.
Enfin, rien n'était plus hideux que l'aspect de cette dif-
formité.

Pour pallier l'infirmité dont il était atteint, Grimod de la Reynière fut muni, on le sait, d'appareils
prothétiques. Ces appareils existent encore ; le
Dr BOULANGER les a vus et touchés. Ils sont dans
un remarquable état de conservation, sans autres

(1) J. BOULENGER, *Les Dandys*, 236.

dommages que ceux causés par l'usage et ceux dus
à l'action du temps.

On s'étonnera peut-être de leur existence actuelle, et peut-être aussi trouvera-t-on surprenant qu'ils n'aient pas accompagné dans la mort
celui de qui, dans la vie, ils firent, en quelque
sorte, partie intégrante. Peut-être en fut-il ainsi, et
les appareils que notre confrère a eus en mains
sont-ils des appareils de rechange. Quoi qu'il en
soit, ces appareils ont été portés et présentent des
marques non douteuses d'un long usage, d'usure
même ; et, d'ailleurs, en raison de leur provenance,
ils sont d'une indiscutable authenticité.

La construction de ces appareils a permis au
Dr L. Boulanger de faire rétrospectivement le diagnostic exact de l'infirmité de Grimod de la Reynière. Voici comment s'exprime notre confrère :

On l'a attribuée à une *malformation congénitale :*
c'est l'opinion la plus accréditée, et dans cet ordre
d'idées, on parle surtout de doigts palmés et de syndactylie ; on a dit aussi qu'elle résultait d'une *mutilation
acquise*, accidentelle, due aux morsures d'un porc furieux. (*Chronique médicale*, juin 1923.) Quelles que
soient la cause et l'origine de cette infirmité, les dispo-
sitions mécaniques des appareils portés par Grimod de
la Reynière permettent d'affirmer qu'il était *privé de
doigts, de tous doigts.*

L'hypothèse des *doigts palmés*, pas plus que celle
de la *syndactylie*, ne peut être admise, parce que, dans
l'un comme dans l'autre cas, les appareils en question
n'auraient pas eu leur raison d'être, n'étant pas appli-
cables. En effet, pour que Grimod de la Reynière ait pu
ganter ces appareils, dont les doigts sont séparés, il aurait fallu que les siens propres le fussent également. Or,

si la chirurgie de l'époque eût osé entreprendre et eût
mené à bien la section de ponts cutanés, reliant deux ou
plusieurs doigts entre eux, aurait-elle eu l'audace et la
bonne fortune de libérer des doigts réunis par une sou-
dure osseuse? Mais en l'admettant, pourquoi alors des
appareils prothétiques, puisque Grimod de la Reynière
aurait recouvert l'usage de ses doigts? Dans le cas où
une semblable opération n'eût pas eu le résultat espéré,
et que l'adaptation d'appareils de prothèse n'aurait pu
être reconnue nécessaire, ceux dont la description pré-
cède n'auraient pu être appliqués, parce que les char-
nières métalliques, situées au niveau des articulations
métacarpo-phalangiennes, ainsi qu'on le voit très bien,
remplissent tout le calibre des étuis qui représentent les
doigts et barrent le passage de ces tubes métalliques dans
lequel, au surplus, des doigts naturels, aussi malformés
qu'on veuille les supposer, n'auraient pu s'insinuer, en
raison de la courbure fixe due à la demi-flexion des phalanges les unes sur les autres et à leur inextensibilité.

On ne peut s'arrêter à l'hypothèse que Grimod de la
Reynière ait été désarticulé de ses dix doigts, même malformés : la pensée recule devant l'idée d'un aussi cruel
sacrifice, inutile et inepte ; des doigts, même malformés, rendent, on le sait, encore plus et de meilleurs
services que le plus parfait des appareils prothétiques.

Quant à la cause accidentelle de l'infirmité de Grimod de la Reynière, — les morsures du porc furieux,
qui en aurait été la cause, — elle apparaît comme tout
à fait invraisemblable. Ces morsures auraient désarticulé
les dix doigts? Accident bien étrange, aux conséquences
plus étranges encore, et vraiment tout à fait inadmis-
sible.

En dernière analyse, il faut conclure que Grimod de
la Reynière est *né sans doigts*, n'ayant, comme partie
terminale de ses membres supérieurs, que des moignons
métacarpiens, avec intégrité de l'articulation du poignet.

Le chapitre des ongles.

Vous souvient-il des vers d'Alceste à Célimène, sur la mode des « Muguets » du XVIIe siècle ; ils se trouvent dans *le Misanthrope*, acte II, scène I :

Mais, au moins, dites-moi, Madame, par quel sort
Votre Clitandre a l'heur de vous plaire si fort?
Sur quel fonds de métier et de vertu sublime
Appuyez-vous en lui l'honneur de votre estime?
Est-ce par l'ongle long qu'il porte au petit doigt,
Qu'il s'est acquis chez vous l'estime où l'on le voit?

Au temps où MOLIÈRE écrivait ces lignes, il était, en effet, très bien porté de laisser pousser l'ongle du petit doigt ; on n'a qu'à lire la nouvelle tragi-comique de SCARRON : *Plus d'effet que de paroles.*

Scarron, parlant du prince de TARENTE, dit de cet homme aux belles manières : « Il s'était laissé croître l'ongle du petit doigt de la main gauche jusqu'à une grandeur étonnante, ce qu'il trouvait le plus galant du monde. »

D'où venait cette mode singulière ? Voilà l'explication très acceptable qu'en donne l'érudit EDOUARD FOURNIER.

Il était d'usage, à la Cour, de gratter avec l'ongle, et non pas de frapper à la porte de la chambre du roi, pour annoncer qu'on désirait entrer. Porter l'ongle long, c'était donc montrer indirectement qu'on était reçu chez Sa Majesté.

Par flatterie, on grattait aussi chez les gens les plus puissants. TALLEMANT DES RÉAUX, voulant don-ner une preuve du crédit de DESNOYERS lorsqu'il

mourut, dit : « On grattait déjà à sa porte, comme
à celle du Cardinal. »

*
* *

Il fut un temps où l'on attachait une grande importance aux taches qui paraissent sur les ongles
des doigts, chez certaines personnes (1).

D'autres ont voulu voir un signe particulier dans
les ongles exsangues : n'est-ce pas HENRI IV qui ne
voulut pas de VILLEROY pour grand-maître de l'ar-
tillerie, parce qu'il avait les ongles trop pâles (2) ?

La chiromancie, qui ne perd jamais ses droits,
est venue les affirmer une fois de plus. D'après
M. Julien LECLERCQ (3), les ongles longs indique-
raient une bonne nature, défiante, réservée, nour-
rie de déceptions ; les ongles blancs et longs, un
état maladif, une finesse sans puissance ; les ongles
à la fois étroits et longs, du mépris, de l'ambition ;
les ongles obliques, de la séduction sans courage (?).

Sont-ils petits et ronds, la personne est obstinée,
colère, jalouse, « maladroite en conversation » ;
crochus, elle a de l'orgueil et de la fierté en plus ;
ronds seulement, la personne est aussi prompte à
se calmer qu'à se mettre en colère ; rouges et marqués, la personne est cruelle et a de mauvais
désirs, etc.

---

(1) Voir la *Chiromancie médicinale*, accompagnée d'un *Traité
de la physionomie*, et d'un autre : *Des marques qui paraissent
sur les ongles des doigts*, le tout composé en allemand, par Ph.
MAY, et traduit en français par Henry TREUCHSES. La Haye,
Van Dyck, 1665, petit in-8º, avec figures.

(2) *Mémoires de Sully*, liv. XX.

(3) *Le caractère et la main.*

Les ongles ont donné lieu à des superstitions nombreuses.

D'après une croyance populaire en Berry, pour se débarrasser de la fièvre, il suffit de recueillir les rognures de ses ongles, d'aller pendant la nuit dans un bois choisir un jeune bouleau ou un jeune tremble, de pratiquer un trou dans le tronc, d'y déposer les rognures et de boucher le trou : le bouleau ou le tremble prendra la fièvre, dont le malade se trouvera ainsi débarrassé (1).

Dans d'autres pays, on vous dira qu'on ne doit pas se couper les ongles un jour de la semaine où un *r* entre dans le nom de ce jour (par exemple, mardi, mercredi, vendredi).

On ne devra pas couper les ongles aux petits enfants qui sont encore au sein, parce qu'on pense que cette opération ferait naître en eux un penchant décidé pour le vol (2).

Quand, le septième jour après sa naissance, on coupe les cheveux et les ongles au nouveau-né, chez les Somalis, les cheveux coupés et les rognures d'ongles sont enterrés dans la cour de la maison, à la place même où on a déjà enfoui l'arrière-faix et les morceaux du cordon ombilical ; on plante ensuite un cocotier à cet endroit.

Dans le Voigtland, on ne craint pas de se couper les ongles le vendredi, pour se mettre à l'abri du mal de dents. La mère ronge elle-même les ongles

(1) LAIGNEL DE LA SALLE, *Le Berry*, t. I ; cf. nos *Remèdes d'autrefois*.

(2) Dans le comté de Suffolk, en Angleterre, il est de tradition que si l'on coupe les ongles à un enfant avant qu'il ait un an, il deviendra sûrement un voleur.

des petits enfants, quand ils sont devenus trop
longs.

Dans le Berry, on est convaincu que, si l'on se
coupe les cheveux et les ongles dans la nouvelle
lune (*lune tendre*) (1), ils repoussent plus vite que
si on les coupe en *lune dure* (c'est-à-dire quand la
lune est près du dernier quartier.)

Le mauvais temps affolait les navigateurs romains. Quand un grain se préparait, marins et
passagers, pour le conjurer, se coupaient les ongles

(1) « Je ne sçay pas, dit à ce propos Guillaume Bouchet,
la raison des eslections de jours, ne pourquoy il fait meilleur
couper ses cheveux, faire sa barbe, rongner ses ongles en un
temps qu'à l'autre : ce qu'a observé l'empereur Tibère, qui ne
faisoit jamais faire ou défaire les cheveux ny la barbe que la
lune ne fust en conjonction avec le soleil. Aussi, que Marcus
Varro disoit que, pour garder de tomber les cheveux, qu'il les
falloit toujours couper après la première lune ; et de là les
faiseurs d'Almanachs ont remarqué en leurs Diaires les jours
ausquels il fait bon se faire tondre, de faire sa barbe et rongner ses ongles, la pluspart n'y touchant qu'à ces jours-là.
Mesme j'en ay receu de si superstitieux qu'ils n'eussent jamais
rongné leurs ongles à jours de foire ou de marché et si faisoient
grande conscience de parler quand ils se rongnoient les ongles
ou quand on leur rongnoit, commençans toujours par une
grande observation à se les rongner au premier doigt, laissant
le poulce le dernier ; ce qu'ils disoient avoir apprins des anciens
par une certaine caballe ; que s'ils eussent fait autrement, ils
auroient eu opinion que cela leur eust apporté quelque
malheur. Et aussi, adjoustoit-il, j'en ay veu plusieurs qui
adjoustoyent foy à un vers ancien qui est sans autheur (a) et
se gouvernoient selon iceluy, ce vers nous apprenant à quel
jour il faut faire sa barbe, coupper ses cheveux et rongner
ses ongles. » XXVIIe *Serée*, t. II, 475.

(a) Ce vers est : *Ungues Mercurio, barbam Jove, Cyprine
crines.* Il est dans Ausone (*Eglogarium*), mais n'est pas de lui.

et les cheveux. Si ce préservatif ne suffisait pas, ils promettaient des *ex-voto* à la mer, pour apaiser son courroux.

Les ongles, du reste, comme nous l'apprend Apulée, entraient dans la composition des charmes et des sortilèges, et sorciers et sorcières faisaient grand usage de leurs rognures pour la composition de leurs philtres. Des commères vous conteront, le plus sérieusement du monde, que les enfants qui se mordillent souvent les ongles des doigts mourront *étiques* : elles entendent par là qu'ils s'affaibliront progressivement et dépériront, comme une plante qui s'étiole et meurt.

*
* *

Dans la Belgique wallonne, il est de tradition courante que si l'on rogne les ongles avec des ciseaux à un enfant nouveau-né, il bégaiera ou s'affaiblira ; on doit les lui enlever avec les dents ou avec les doigts. Dans d'autres pays, pour guérir les coliques, on prend des rognures d'ongle d'une jeune fille, mais à une époque déterminée, — on nous comprendra à demi-mot ; on les râpe dans un verre d'eau et on boit le tout. La guérison est assurée. Cela n'empêche qu'ailleurs on reste persuadé que, si l'on fait boire à quelqu'un de l'eau dans laquelle on en a râpé, il est frappé par la phtisie.

Mais il convient de passer à des propos plus sérieux.

*
* *

Depuis quelques années, un certain nombre de médecins se sont attachés à étudier les ongles au point de vue de l'examen médico-judiciaire (1), et ils sont arrivés aux constatations les plus intéressantes. On comprend, sans qu'il soit besoin de nous étendre beaucoup sur ce sujet que, dans certaines circonstances, il peut être du plus haut intérêt de pouvoir établir, sur le cadavre, si une plaie a été produite par la main du blessé lui-même, ou bien si elle a été faite par un agresseur ; de plus, si le criminel ou le suicidé était, pendant leur vie, gaucher ou droitier.

*
* *

En 1898, le Dr FÉLIX REGNAULT communiquait à la *Société d'Anthropologie* les résultats de ses recherches sur les dimensions comparées des ongles des doigts des deux mains, et il était arrivé à constater que, sauf de rares exceptions, chez les droitiers, les ongles de la main droite sont plus larges que ceux de la main gauche, et que c'est l'inverse chez les gauchers.

Le Dr MINAKOV, reprenant ces recherches, est arrivé également à reconnaître que, chez les droitiers, les ongles de la main droite sont plus larges que ceux de la main gauche et, chez les gauchers, les ongles de la main gauche plus larges que ceux de la main droite. Chez ceux qui se servent indifféremment des deux mains, les ongles des doigts homonymes des deux mains est de 1/4 à 2 millimètres, rarement plus grande.

---

(1) Dr H. COUTAGNE, *Des blessures des ongles au point de vue des données chronologiques qu'elles peuvent fournir en médecine légale.* Lyon, 1881 ; Dr VILLEBRUN, *Des ongles, leur importance en médecine judiciaire.* Lyon, 1883.

Chez l'adulte, comme chez le fœtus, c'est l'ongle du pouce qui est le plus large ; la largeur des autres ongles va en décroissant, dans l'ordre suivant : médius, annulaire, index et auriculaire (1, 3, 4, 2, 5).

Les ongles de la main droite sont, chez les droitiers, généralement plus aplatis que ceux de la main gauche ; c'est l'inverse qu'on observe chez les gauchers.

Les ongles de l'index et du pouce sont les plus aplatis ; ceux de l'auriculaire et de l'annulaire le sont le moins (2, 1, 3, 5, 4).

Chez l'adulte, les ongles sont plus incurvés que chez le fœtus, mais un peu moins que chez le jeune enfant.

L'aplatissement des ongles est dû au travail physique qui exige la compression des phalangettes (violonistes).

Si les ongles sont coupés très souvent et très bas, ou bien s'ils sont rongés, ils deviennent plus droits et plus aplatis.

L'épaisseur des ongles diminue du pouce vers l'auriculaire dans le rapport de 60, 51, 46, 52, 41 ; l'ongle du petit doigt est donc une fois et demi plus mince que celui du pouce.

Toutes conditions égales d'ailleurs, les ongles sont d'autant plus larges, que le périmètre thoracique est plus considérable.

*
* *

On sait qu'à la suite de maladies graves, on voit assez souvent se produire sous les ongles un sillon transversal, qui s'avance de la racine de l'ongle à la périphérie. Le professeur PIERRET (de Lyon), a recherché ce sillon chez les aliénés et l'a trouvé chez presque tous les sujets atteints d'affections mentales ; argument de plus pour assimiler les aliénés à des malades.

Quelques notions préliminaires sont indispensables pour juger de la valeur de la sensibilité du signe clinique que le professeur Pierret a cherché à remettre en valeur.

Les ongles d'une personne bien portante doivent être brillants et polis, s'ils sont soignés. Ils peuvent présenter des stries longitudinales, mais non des sillons transversaux.

*
* *

Un grand clinicien a remarqué que les sillons des ongles, par leur profondeur et leur largeur, indiquent l'intensité et la durée d'un trouble maladif antérieur, et que chacune de leurs apparitions successives marque le retour du mal : un sillon à bords abrupts révèle une maladie grave, commencée avec brusquerie et terminée de même ; alors qu'un sillon à bords graduellement déclives témoigne d'un état morbide s'installant et s'éloignant graduellement.

Dès lors qu'un trouble organique un peu grave s'inscrit, en quelque sorte automatiquement, sur les ongles des malades, il est possible de distinguer, à première vue, les sujets chez lesquels le trouble de nutrition a été contemporain du désordre ner-

eux, ou l'a précédé. On peut alors classer immédiatement les malades en deux catégories : délirants, ceux qui ont des sillons ; vésaniques, ceux
qui n'en ont pas.

*
* *

Nombre d'aliénés, délirants systématiques ou dé-
ments, ne présentent, sur les ongles, que des sillons accidentels qui, pour eux comme pour tout
autre malade, indiquent une maladie passagère,
intercurrente : grippe, angine, etc., sans rapport
avec l'état mental. L'étude des sillons a donc un
maximum d'importance dans les folies et névroses
récentes, d'origine incertaine, qui sont, d'ailleurs,
les plus curables.

Il faut remarquer, en outre, que chez certains
sujets très robustes, les états psycho-organiques,
cependant assez graves, laissent sur les ongles des
traces à peine sensibles et en absolue disproportion
avec les phénomènes nerveux observés : de même,
des états morbides relativement bénins s'inscri-
vent sur les ongles en sillons profonds et abrupts.
Toutefois, dans la généralité des cas, on peut tenir
pour certain qu'un sillon très marqué est l'indice
d'une perturbation grave dans l'organisme.

Ce qu'il faut constater, pour conclure à un trouble général de la santé, ce n'est pas un sillon isolé
sur un doigt, comme il s'en trouve à la suite d'une
coupure, d'un choc violent, d'une entorse, etc.,
mais des sillons sur tous les ongles des doigts et
des orteils, sillons plus rapprochés du bord libre
pour le petit doigt. Il faut, en outre, que ces sil-

lons soient plus accentués d'un côté du corps, tantôt à droite, tantôt à gauche.

*
* *

La façon dont l'ongle repousse derrière un sillon permet également d'établir des pronostics, qui ont été vérifiés et reconnus exacts : c'est ainsi que, derrière le sillon d'une fièvre typhoïde fraîchement guérie, l'ongle repousse beaucoup plus haut que le sillon : c'est une sorte de promontoire, qui pousse devant lui un ongle un peu aplati et souvent de coloration grise. Mais si, derrière un sillon marqué, apparaît un ongle un peu plus saillant, mais de coloration peu différente de la région antérieure, la réaction de l'organisme est insuffisante et les rechûtes probables.

De même que, chez un malade près de la guérison, les cheveux deviennent plus souples, plus brillants et que la peau est plus douce, les ongles se mettent à croître avec une coloration rosée, un aspect tout particulier.

*
* *

Dans cet ordre d'idées, M. PREVÈS a étudié, dans le *Journal of mental pathology*, les lignes transversales des ongles des doigts chez les individus normaux, les aliénés et les criminels.

Ces lignes transversales — celles-ci permanentes — ont été observées chez les gens normaux, seulement dans la proportion de 10,4 p. 100 ; chez les criminels, la proportion s'élève à 46 p. 100; chez les filles publiques, à 47,3 ; chez les idiots et les crétins, à 42,1.

La proportion moyenne dans les diverses formes d'aliénation mentale est d'environ 50 p. 100 ; les maniaques ont fourni un chiffre de 54,2 p. 100 ; les mélancoliques, de 41,2 ; les paralytiques généraux, de 44,4 ; la folie circulaire, de 75 p. 100.

M. Prevès conclut que les lignes transversales des ongles peuvent être considérées comme une malformation caractéristique de dégénérescence nerveuse, affectant surtout les centres supérieurs.

On voit, par cet aperçu, quel parti peut tirer de l'examen des ongles un médecin tant soit peu observateur.

L'ongle, moyen mnémonique.

On conte de Hogarth, le peintre-caricaturiste anglais, qu'il étudiait attentivement les physionomies qui le frappaient, avec la volonté ferme de se les rappeler assez pour pouvoir les dessiner à son retour. Quelquefois, pour aider sa mémoire, il faisait sur son ongle une ligne, une note, un signe bizarre, qui lui suffisait parfaitement (1).

La Pantographie.

Mentionnons une mode nouvelle, d'ailleurs tellement ridicule qu'elle a quelque chance de rencontrer des fanatiques. C'est la *pantographie*, ou plutôt la gravure sur ongle.

(1) *L'Ecole Anglaise* (1672-1851), par Léonce de Pesqui-doux ; Paris, 1858 : William Hogarth, 23.

Vous tendez le doigt : on y applique un enduit et une réduction de portrait à votre choix ; au bout d'un temps déterminé, vous avez sur l'ongle, de façon indélébile, les traits de la personne préférée.

Pour les gens peu soigneux, cela offre déjà un commode avantage, celui de couvrir les bordures de deuil qu'ils peuvent laisser traîner à leurs extrémités. Pour les simples fantaisistes, il y a là une source de distractions nouvelles.

Etuis d'ongles.

Les Chinoises élégantes se servent d'étuis pour conserver leurs ongles, qui sont très longs. Ces étuis sont ordinairement en argent et quelquefois très finement ciselés (1).

Les ongles, signe de noblesse.

Chez les Annamites des classes élevées, un des signes les plus marquants de la distinction est la longueur des ongles. C'est une preuve hautement prisée de la noblesse d'origine, d'avoir des ongles d'une taille tellement démesurée, qu'ils rendent inapte à toute occupation manuelle.

Un voyageur a relaté *de visu* qu'un grand mandarin de la cour de Hué portait à la main *gauche* des ongles d'une singulière longueur. L'un d'eux atteignait jusqu'à soixante-seize centimètres ! Nous disons à la main gauche, parce que la possession d'un pareil ornement aux deux mains rendrait l'existence absolument intolérable ; aussi la main droite, tout en

(1) *Magasin pittoresque*, 1876.

portant des ongles longs seulement de quelques
centimètres, reste relativement libre pour les be-
soins de son propriétaire.

*
* *

Il n'en est pas de même pour la main gauche,
condamnée à une immobilité absolue, par suite des
précautions imposées à la conservation de ce joyau
naturel. On peut dire que son entretien et sa pré-
servation de tout accident est la principale préoccupation de celui qui jouit de cet ornement. Ornement est un mot... poli ; car, en réalité, rien n'est
hideux comme ces griffes énormes, couleur de
vieille corne, déformées, contournées en spirales
disgracieuses.

Pour protéger un tel objet, leur possesseur s'astreint, durant la nuit, à dormir en tenant la main
en l'air ; et, durant le jour, à insérer, comme nous
l'avons dit plus haut, ses doigts dans une gaîne
d'argent, fabriquée par les plus habiles bijoutiers.

L'onycophagie et les onycophages notoires.

A croire le Dr Edg. BÉRILLON, l'onycophagie
serait plus répandue à Paris qu'en province. Ceux
qu'on est convenu d'appeler les *intellectuels* seraient possédés de cette manie, que nous hésitons
cependant à considérer comme un signe de dégénérescence. A qui fera-t-on croire que les personnages dont nous avons établi la liste, sur des documents précis, étaient, plus ou moins, des dégénérés ?

Le duc de Chartres, le futur *Régent*, avait la déplorable habitude de se ronger les ongles (1).

Robespierre était, lui aussi, un onychophage, du moins s'il faut en croire V. Sardou, si minutieusement informé sur les hommes et les choses de la Révolution. En 1896, l'illustre dramaturge écrivait au journal *le Gaulois* : « Dans ce milieu, reconstitué à l'aide des souvenirs de Mme Lebas, on voit son cher Maximilien tisonner son feu, *ronger ses ongles*, griffonner ses discours, déclamer tout haut », etc.

Mlle de Lespinasse grondait souvent Condorcet de « manger ses ongles; ce qui est indigeste, disent les médecins ». L'allégation est d'Emile Colombey, dans son ouvrage : *Ruelles, Salons et Cabarets*, t. II, 177.

N'est-ce pas le valet de chambre Constant qui relate, dans ses *Mémoires*, que Napoléon, lui-même, se rongeait souvent les ongles, légèrement, il est vrai : c'était chez lui signe d'impatience ou de préoccupation (2).

On retrouve la même obsession chez Berthier. En lisant l'ouvrage de Mlle d'Arjuzon, sur *Hortense de Beauharnais*, nous y avons relevé les lignes suivantes :

...Tout autre est Berthier, que le Premier Consul honore tout particulièrement de sa confiance et de son amitié. Il a une grosse tête, un petit corps disgracieux, de vilaines mains, *dont il ronge continuellement les ongles*, et les cheveux crépus ; mais il plaît quand même,

(1) Cf. *Revue de Paris*, 15 octobre 1908.
(2) V. notre livre: *Dans l'intimité de l'Empereur*.

malgré ces désavantages, qui ne l'ont pas empêché de faire des passions...

Berthier avait déjà ce tic, lorsqu'il était en Egypte aux côtés de Bonaparte ; ainsi en témoigne ce curieux dialogue entre lui et le médecin Desgenettes, rapporté par ce dernier :

Un soir, grande discussion entre le médecin en chef et le général. Desgenettes a tenu tête à Bonaparte ; Berthier, déjà courtisan, n'a pas soufflé mot.

En sortant de la tente du général en chef, Berthier me rencontrant me serra la main :

Berthier. — Je ne me suis pas mêlé dans votre discussion, vous alliez trop loin ; j'étais charmé de ce que vous avez dit ; vous êtes un caractère, mon ami. N'a-t-il pas été me demander ce que je pensais de ce que je venais d'entendre? Je suis sorti, en lui disant : « Ma foi, général, je me suis souvent aperçu, et tout à l'heure encore plus que jamais, qu'il me manquait beaucoup de choses pour être un grand homme, et je n'en suis pas fâché.

Desgenettes. — Je suis très flatté de votre assentiment, général ; mais vous auriez bien pu me l'annoncer, pendant la conversation, au moins par un mouvement de tête ; cela ne vous aurait pas empêché de vous *rogner les ongles.*

Le tortionnaire de Napoléon, à Sainte-Hélène, Sir Hudson Lowe, au dire d'O'Meara (1) avait ce point de commun avec son prisonnier : il se mordait les ongles.

Les biographes du grand Dupuytren ont relevé chez le célèbre chirurgien la même manie :

____

(1) Barry E'Omeara, *Napoléon en exil* (Paris, 1822), t. I, 95 (août 1816).

Quand Dupuytren entrait dans un apportement, que la pièce fût grande ou exiguë, publique ou non publique, salon ou amphithéâtre, il portait à sa bouche la main gauche et *rongeait un ou deux de ses ongles jusqu'au sang ;* la main droite restait libre à tout évènement, pour la contenance et pour le geste oratoire...

Nous avons vu quelque part cités comme onychophages TALLEYRAND et LAMENNAIS, mais aucun texte précis, nous devons le dire, n'appuie cette assertion (1).

LABICHE, le joyeux vaudevilliste, HENRI ROCHEFORT, le redouté Sagittaire, le fielleux OCTAVE MIRBEAU (2), grignotaient leurs ongles...

Qu'en faut-il conclure? Nous avons formulé plus haut notre sentiment : les onychopages ne sont pas des dégénérés ; ce sont des *tiqueurs* et rien de plus.

Thèse singulière.

Il paraît que, dans les Ecoles de médecine, en Espagne, on occupait jamais les aspirants à mille questions frivoles et ridicules ; l'auteur d'un *Voyage d'Espagne,* traduit de l'italien, dit avoir assisté à une thèse publique de médecine, et la question principale qu'on agita, fut de savoir si, pour jouir d'une bonne santé, il fallait, en se coupant les ongles, commencer par la main droite ou par la main gauche, par le pouce ou par le petit doigt (3).

(1) *Chron. méd.,* 1896, 721.
(2) *L'Entre-Deux-Guerres,* par Léon DAUDET, 154.
(3) MAZERET, *op. cit.,* 204.

MEMBRE INFÉRIEUR

Le Pied.

Chez les Romains, le pied était consacré à Mercure, le talon et la plante des pieds à Téthys.

Le peuple-roi attachait une grande importance à entrer dans les temples du pied droit ; y entrer du pied gauche eût été regardé comme un présage sinistre (1).

Certains physiologistes, entre autres le Dr Gaëtan Delaunay, ont cru pouvoir conclure de la forme du pied à l'ordre hiérarchique de l'espèce. Exposons leurs arguments.

Le pied du nègre est long et plat ; il en est de même de celui du Nubien, qui ressemble à une « planche ». Le pied est encore plat et long chez le Chinois, le Japonais, l'Arabe.

Considérons les races européennes : chez les Anglais, le pied est « long, mince, plat, sans cou-de-pied et sans relevage de cambrure ».

Chez les Allemands, le pied est « long, gros, plat, mollasse ». Au contraire, le pied des Français est « court, petit, élégant, cambré ».

Dans une même race, le pied est plus court et plus cambré dans les classes élevées que chez les autres.

(1) *Historiographie de la Table*, par C. Verdot, 259.

Au Moyen âge, les nobles traitaient les vilains de pieds plats et le nombre de ces derniers était considérable à cette époque. Or, ce nombre est très faible aujourd'hui ; il en résulte que le pied, qui était plat chez nos ancêtres, s'est cambré de plus en plus, à mesure que la race a évolué.

Actuellement, le pied est plus petit et plus cambré chez les citadins que chez les campagnards. Les bonnes arrivant de la campagne à Paris ont le pied moins cambré que les Parisiennes.

Dans les anciennes classes dirigeantes, qui sont en voie de dégénérescence, le pied s'allonge et s'aplatit, en même temps que le volume de la tête diminue, ainsi que nous l'avons vu précédemment. C'est ainsi que les *petits crevés,* si justement dénommés, ont les pieds presque plats. S'ils paraissent avoir les pieds cambrés, quand ils sont chaussés, c'est que leurs chaussures ont des talons hauts, qui dissimulent à la fois la platitude et la longueur de leurs pieds. On comprend maintenant pourquoi l'usage des hauts talons s'est introduit depuis quelque temps dans les classes dégénérées.

D'après nos renseignements, les cordonniers du quartier de la Madeleine chaussent beaucoup de pieds plats. Au contraire, dans le quartier des Ecoles, les pieds sont très cambrés (1).

Le pied dans l'Art.

Le Dr DELORE (de Lyon) a cherché à se rendre compte de quelle façon les artistes de toutes les épo-

____

(1) *Le Voleur,* 1878, 252 ; d'après la *Tribune médicale.*

ques ont interprété la forme du pied (1). Une visite
au musée du palais Saint-Pierre lui a permis d'étudier la question, et voici le résultat de ses recherches.

Le type du pied cambré existe dans un grand
nombre de statues antiques et dans toutes les œuvres d'art, du moyen âge et de la période moderne,
dont suit l'énumération :

PÉRIODE ANTIQUE. — APOLLON, ANTINOÜS, JASON,
FLORE, SILÈNE, Silène à l'enfant, MERCURE Pom-
péien, VÉNUS de Médicis (2), Tireur d'épines, Joueur
de palets, Joueur de flûte, DIANE chasseresse, BAC-
CHUS enfant, GERMANICUS, très beau, ATALANTE,
MILO, DÉMOCRITE, Centaure et Faune, et enfin HER-
CULE FARNÈSE.

Le Dr Delore a également observé cette forme
dans trois bas-reliefs antiques, et aussi dans deux
sarcophages trouvés à Lyon, l'un à Saint-Irénée,
l'autre à la Guillotière ; et ce qu'il y a de plus caractéristique, c'est qu'ils représentent des pieds d'enfants gras.

Dans quelques-unes des œuvres observées, le type
est un peu indécis : ainsi, dans le JUPITER trouvé
dans le Rhône, dans Doriphora et dans Pauline
Hermaphrodite du Capitole.

Mais, chez un certain nombre, le pied est manifestement plat ; ce sont : ULYSSE, ACHILLE, MINERVE
de Velletri, POLYMNIE et un HERCULE dont la dé-
signation est inconnue.

(1) *Lyon médical*, 29 octobre 1899.
(2) Ce pied très cambré est d'autant plus à remarquer, qu'il
supporte tout seul le poids du corps.

Moyen Age. — Les spécimens de cette époque ont, tous, les pieds cambrés. Citons : le Noé, la Vierge et le saint Jean du XIVe siècle ; les personnages de nos deux Pérugin et tous ceux de Michel-Ange : il en est de même du Christ de Cano (1601).

Période moderne. — Tous nos sculpteurs sans exception adoptent la forme cambrée. A citer : Chinard, dans plusieurs statues ; Pollet, Vietty, Legendre-Héral, dans sa magnifique Léda, etc. ; Janson, Pradier, dans son Odalisque ; Foyatier, dans deux statues ; Delorme, dans sa Psyché et son Mercure ; Giotto ; de Gravillon, dans Peau d'âne, et Genton, dans Léandre.

Rory, dans ses médailles, a également adopté le genre cambré.

De cette énumération, bien incomplète, il ressort combien est fausse la légende du *pied plat*, comme type préféré par les grands artistes de la Grèce et de Rome. Il ne pouvait en être différemment à une époque qui s'est illustrée par le culte du beau et de l'idéal. Et si, parfois, les artistes grecs ont scuplté le pied massif, c'est par défaillance ou pour donner une image de la Force : c'est pour cela, sans doute, qu'il en ont doté Hercule, Achille, Ulysse et Minerve.

Le pied de poupée des Chinoises.

Dans son *Voyage en Chine*, le Père Huc, dont les récits ont tant d'agrément, a donné, sur l'origine de la déformation des pieds (1) chez les fem-

---

(1) Ils sont extraits d'un recueil littéraire, *la Mosaïque*, 1873, 355.

mes chinoises, des détails qu'on sera heureux de retrouver ici.

La mode des petits pieds est générale en Chine et remonte, dit-on, à la plus haute antiquité. Les Européens aiment assez à se persuader que les Chinois, cédant à l'exagération d'un sentiment très avouable, ont inventé cet usage, afin de tenir les femmes recluses dans l'intérieur de leur maison et de les empêcher de se répandre au dehors.

Quoique la jalousie puisse trouver son compte dans cette étrange et barbare mutilation, nous ne croyons pas cependant qu'on doive lui en attribuer l'invention. Elle s'est introduite insensiblement et sans propos délibéré, comme cela se pratique, du reste, pour toutes les modes.

On prétend que, dans l'antiquité, une princesse excita l'attention de tout le monde par la délicate exiguïté de ses pieds. Comme elle était d'ailleurs douée des qualités les plus remarquables, elle donna le ton à la *fashion* chinoise, et les dames de la capitale ne tardèrent pas à en faire le type de l'élégance et du bon goût. L'admiration pour les petits pieds fit des progrès rapides, et il fut admis qu'on avait enfin trouvé le critérium de la beauté; et, comme il arrive toujours qu'on se passionne pour les futilités nouvelles, les Chinoises cherchèrent, par tous les moyens imaginables, à se mettre à la mode. Celles qui étaient d'un âge rassis eurent beau user d'entraves et de moyens de compression, il leur fut impossible de supprimer les développements légitimes de la nature, et de donner à leur base la tournure mignonne tant désirée. Les plus jeunes eurent la consolation d'obtenir quelque succès, mais vagues, assez médiocres et de peu de durée. Il n'était réservé qu'à la génération suivante d'assurer complètement le triomphe des petits pieds. Les mères les plus dévouées à la mode nouvelle ne manquaient pas, s'il leur naissait une fille, de serrer et de comprimer avec des bandelettes les pieds de ces pauvres petites créatures, afin d'empêcher tout développement. Les résultats d'une pareille méthode ayant paru satisfaisants, elle fut généralement admise dans tout l'Empire.

Comment s'y prennent les Chinois pour obtenir ces résultats, le professeur JEANSELME a bien voulu nous en instruire, avec sa précision coutumière :

Toute mère soucieuse de l'avenir de sa fille préside elle-même à cette torture, ou tout au moins en surveille l'exécution. Dès l'âge de trois ou quatre ans, l'enfant perd le libre usage de ses extrémités inférieures. A l'aide de bandages compressifs, on s'applique à enrouler les quatre derniers orteils autour du premier.

A la longue, les doigts déviés prennent une position telle, que leur pulpe s'imprime dans la plante des pieds, tandis que leur face dorsale regarde le sol. L'avant-pied est alors réduit, pour ainsi dire, au pouce, et s'effile en pointe.

Diminuer le diamètre transversal du pied n'est pas tout, il faut aussi s'opposer à son allongement. Pour ce faire, on s'efforce de le tasser. Lentement, par l'effet d'une compression savamment graduée, au prix de souffrances chaque jour renaissantes, les os du tarse glissent les uns sur les autres, la voûte plantaire s'excave et devient aiguë, tandis que la cambrure du cou-de-pied s'exagère. Quand l'œuvre contre nature est parachevée, un sillon profond barre la voûte plantaire et sépare l'avant-pied, sorte d'appendice informe, de la masse talonnière, qui semble épaissie et massive, parce qu'elle a gardé ses dimensions normales.

Quand les procédés de douceur n'atteignent pas le but, la mère a recours à la violence. Fixant d'une main le talon de l'enfant sur son genou, de l'autre elle saisit l'avant-pied, qu'elle tord sur son axe, jusqu'à ce qu'elle obtienne l'élongation ou la rupture des ligaments de l'articulation médio-tarsienne.

Le résultat désiré obtenu, il faut le maintenir. Comme le pied, laissé en liberté, tendrait à reprendre son développement interrompu, la Chinoise, toute sa vie durant, doit porter un bandage contentif qui se natte en *spica* au-devant du cou-de-pied.

Bandage et moignon sont contenus dans une petite chaussure découverte, très effilée, dont la longueur, chez les élégantes, n'excède pas quinze à seize centimètres.

Tout le poids du corps repose sur les talons, car la pointe du pied, légèrement relevée, ne touche pas terre pendant la marche.

La coutume de se déformer le pied, écrivait un médecin militaire, le Dr Fuzier, en 1861, est à peu près généralisée chez les Chinois : les batelières de Canton, les domestiques, les femmes qui cultivent les champs, les femmes d'origine tartare, sont à peu près les seules qui ne la pratiquent pas. Aujourd'hui, elle est imposée par la tradition et par l'usage qui, en Chine comme en France, sont plus puissants que les lois.

Cette coutume est funeste à plus d'un titre ; parfois, assez rarement il est vrai, sa pratique est suivie d'accidents locaux : carie, nécrose des os du pied, etc.

Si ces résultats sont l'exception, les suivants sont presque la règle. Cette coutume force à un repos relatif dans le jeune âge, surtout pendant l'application compressible des bandes ; elle gêne donc le développement des enfants. Dans l'âge adulte, elle ne permet qu'un exercice borné ; plus tard, elle force au repos plus ou moins absolu par l'em-

bonpoint qu'elle produit, repos qui a pour conséquence l'affaiblissement et l'anémie.

Une si étrange mode peut donc être accusée de
favoriser de plus en plus le développement du tempérament lymphatique de la race chinoise, chez
laquelle il domine presque exclusivement.

*
* *

Les Chinois attachent, paraît-il, une idée de
lubricité à la forme du pied. Regarder le pied de la
femme qui passe dans la rue est une suprême incon-
venance ; en parler ne se fait pas entre gens bien
élevés.

Dans les peintures chinoises, jamais on ne représente le pied d'une femme : toujours la robe le
cache ; il en est tout autrement de certains albums,
de nature plus que légère, que l'on fait circuler à
la fin du repas.

Lorsqu'un chrétien se confesse, s'il ne s'en accuse lui-même, le missionnaire ne manque pas de
lui demander s'il a regardé le pied des femmes.

Enfin, on assure que la vue et le toucher de souliers petits et coquets sont l'une des puissances de
ceux auxquels la nature affaiblie refuse d'autres
plaisirs (1).

Mutilation des orteils.

Comme les Chinoises, les femmes de Lima sont
renommées pour la gentillesse de leurs petits

(1) Art. *Chine*, du *Dict. encycl. des sc. médicales*, 191 :
cf. le Pied, élément d'excitation sexuelle (*Archives d'anthropologie criminelle*, 15 déc. 1903, 792 et s.)

pieds ; aussi, vont-elles toujours chaussées de souliers de satin blanc, depuis la grande dame jusqu'aux filles du peuple, qui n'ont souvent pas de bas dans leurs jolis souliers.

Un consul anglais, ayant eu l'occasion de voir sa bonne courir pieds nus, fut fort surpris de ne lui compter que trois orteils ; il lui demanda ce qu'elle avait fait du quatrième.

— *Tajado*, senor, répondit-elle.

Et supposant qu'il voulait faire tailler les siens, dont il souffrait, elle alla chercher le *tajador*, qui lui apprit qu'en général, tous les habitants de Lima faisaient enlever le petit orteil à leurs filles dès leur naissance, de sorte qu'elles ne se souviennent pas de l'opération et croient qu'il n'y a que les hommes qui possèdent un petit orteil ; encore est-il beaucoup d'adultes qui, pour se débarrasser de leurs cors, se soumettent à cette désarticulation fort peu douloureuse, surtout depuis l'invention du chloroforme. On prétend même que, de l'union de deux personnes amputées pendant trois générations, résulte un défaut congénital, qui se transmet à tous leurs enfants.

Le *tajador* de Lima a eu, il y a longtemps déjà, un prédécesseur à Paris. Un chirurgien célèbre à son époque, Marjolin, racontait, dans son cours de pathologie, qu'un chirurgien de Paris s'était acquis une véritable réputation parmi les belles dames, par sa complaisance, que Marjolin qualifiait de coupable, à leur enlever un des orteils de chaque pied. Marjolin ajoutait que, deux fois, il avait été prié et supplié de faire cette opération et qu'il avait nettement refusé. Il estimait qu'ainsi l'on compro-

mettait l'art et sa dignité, en le faisant servir à des
mutilations dangereuses, et qui ne visent qu'à satisfaire des intérêts peu respectables.

Le pied, faveur insigne.

Ce que les Espagnoles évitent de montrer, c'est
leur pied. « Elles veulent marcher par-dessus leurs
robes, dit Mme D'Aulnoy, dans ses *Mémoires sur
la cour d'Espagne*, afin qu'on ne puisse voir le pied
qui est la partie de leur corps qu'elles cachent le
plus soigneusement. J'ai entendu dire, ajoute la
noble conteuse, qu'une dame, après qu'elle a eu
toutes les complaisances possibles pour un cava-
lier, c'est en lui montrant son pied qu'elle lui con-
firme sa tendresse, et c'est ce qu'on appelle ici *la
dernière faveur.* »

Origine d'un détail de toilette.

Ce qu'on ne soupçonnait guère avant que nous
l'eût appris un grave membre de l'Institut, c'est
l'origine antique d'un petit détail de toilette, considéré jusqu'à ce jour comme essentiellement parisien.

Quand nos demi-mondaines ont inauguré la
mode des *suivez-moi, jeune homme*, elles ne se dou-
taient pas, j'oserais l'affirmer, qu'elles faisaient de
l'archéologie. C'est ce que démontre pourtant une
notice lue par M. Heuzey, un savant archéologue,
à la *Société des antiquaires*, et dont un chroni-
queur du *Temps* a tiré la substance d'un article des
plus divertissants.

N'allez pas croire que ces *suivez-moi, jeune homme* aient consisté, comme les nôtres, en deux rubans attachés au chapeau et flottant au vent. Les Grecs étaient plus raffinés que cela. M. Heuzey a eu sous les yeux des amphores, des ornements de toute dimension, dont plusieurs se terminent par un pied de femme. L'un d'eux, d'une délicatesse exquise, porte cette inscription gravée au-dessous du talon : *akoluthi* (faute pour *akolouthei*), c'est-à-dire *suis-moi*.

Les femmes de ce temps étaient donc beaucoup plus affirmatives que les nôtres. Elles ne se contentaient pas de rubans symboliques, qui ne constituent après tout que des invitations fort obscures. Elles mettaient bravement les points sur les i : *Suis-moi !* Suis-moi, jeune homme, si tu sais lire ou voir.

Et quelles ressources ces appels, nullement dissimulés, n'offraient-ils pas à la coquetterie ! Une certaine façon de ployer le pied mettait l'inscription en pleine lumière. La seule manière de marcher devait trahir l'existence de cette littérature cachée. Il y avait plus : quelques-unes de ces inscriptions étaient gravées en creux et s'imprimaient sur le sable. On pouvait les suivre à la piste et en retrouver la propriétaire.

Reconnaissons, pourtant, que, sur ce point, nous sommes supérieurs aux Grecs. Pour qu'un Parisien suive un joli pied, il n'est nullement besoin d'ornements ou d'invitations spéciales ; il y va de lui-même, avec un bon vouloir exemplaire. Voilà le progrès.

Explication d'une locution proverbiale.

Rien de plus répandu que cet adage populaire : « Il est bête comme un pied ! » Sous-entendu : l'adjectif *plat*.

Ouvrez votre LAROUSSE, et vous lirez au mot :
« *pied-plat*, homme qui ne mérite aucune considération ». Et le lexicographe ajoute ces exemples,
fournis par les auteurs les plus recommandables :

« On sait que ce *pied-plat*, digne qu'on le confonde,
Par de sales emplois s'est poussé dans le monde. »

> MOLIÈRE.

« ...Je hais les *pieds-plats*, je hais la convoitise. »

> A. DE MUSSET.

« Nous sommes des *pieds-plats*, oui, des marauds,
[d'accord ;
Mais le monde est à nous, car nous avons de l'or. »

> PONSARD.

Dans son *Dictionnaire des proverbes*, PANCKOUCKE
écrit : « On appelle, par injure, *pied-plat*, *pied-gris*,
un paysan, un homme grossier. »

En Provence, pied se dit *ped* : « *Cadun trobo
sabato à soun ped* »; « chacun trouve savate (ou
chaussure) à son pied » ; on emploie encore l'adjectif *pé*, signifiant idiot, hébété, niais ; c'est ainsi
qu'on dit d'un individu peu intelligent : *semblo pé*
(il a l'air stupide). Trouverait-on là une explication
de la locution parisienne « bête comme un pied »,
ou « bête comme ses pieds »? C'est possible.

Pourquoi *pied-plat* est-il un terme injurieux ?
Serait-ce parce que l'aplatissement des pieds figura
longtemps sur la liste des causes d'exemption du
service militaire? (1)

____

(1) « Le pied plat n'est une cause d'exemption du service
militaire que s'il s'accompagne de saillie anormale de l'astra-

Porter les armes étant un attribut de noblesse,
avant que tous les vilains aient été ennoblis en bloc
par la caserne, c'est peut-être dans l'exclusion formulée par le recrutement de jadis qu'il faudrait
voir l'origine du terme de *pied-plat*, appliqué aux
roturiers.

Notons, en terminant, que le poète latin PLAUTE
(*Marcus-Accius-Plantus*) fut ainsi nommé, si nous
en croyons Sextius Pompeius, parce qu'il avait les
pieds plats (1).

D'où vient l'usage de baiser la mule du Pape ?

Sous le règne de CHARLES-LE-SIMPLE, il était
d'usage, lorsqu'un seigneur prêtait serment de fidélité à son roi, de lui baiser les pieds. Le pape
ADRIEN Ier, qui vivait dans le huitième siècle, fut
le premier qui établit l'usage que l'on ne paraîtrait
jamais devant lui sans lui baiser les pieds ; le clergé
y acquiesça, les rois l'imitèrent.

Autrefois, en France, en écrivant aux dames, on
finissait par : *Je vous baise les mains et suis*, etc.

Le poète MALHERBE, quand il écrivait à sa maîtresse, au lieu de *je vous baise les mains*, finissait
par : *je vous baise les pieds*, et comme son aimée

gale et projection de l'axe de la jambe en dedans de l'axe du
pied (DUPONCHEL, *Médecine légale militaire*).

« Sur 2.165.470 jeunes gens, examinés par les conseils de
révision de 1850 à 1859, Jouvaux relève 8.052 exemptions pour
pied plat, soit près de quatre pour mille. Mais cette proportion
est excessivement variable, suivant les régions ; elle varie de
0,48 à 10 p. 1000. C'est dans l'Est, le Nord et l'Ouest que le
chiffre est le plus considérable. Dans le Centre et surtout le
Midi, il est réduit au minimum. » CHAUVEL, *Dict. Dechambre*.

(1) Cf. *Chron. méd.*, 1897, 634.

s'appelait Calixte, cela faisait dire, en plaisantant, à BALZAC, que MALHERBE baisait les pieds à sa maîtresse, parce qu'elle portait le nom d'un pape.

Malformation anatomique des deux pieds.

Quand le roi de France ROBERT LE PIEUX était à cheval, les doigts de ses pieds se réunissaient presque au talon (1).

Accident malheureux.

Le célèbre musicien Jean-Baptiste LULLI mourut à Paris, en mars 1687, pour s'être frappé rudement le bout du pied avec sa canne, en battant la mesure d'un *Te Deum*, qu'il avait composé pour la santé de LOUIS XIV, son bienfaiteur (2).

Etymologie du mot « Astragale ».

Le mot *astragale*, d'après le Dr PILATTE, dériverait d'un mot grec signifiant *astre*, et d'un verbe archaïque peu usité, qui signifie *injurier*, mais aussi *apostropher, invoquer*.

Il est probable que, dans l'origine, ce terme devait désigner des astrologues ou devins, qui tiraient un horoscope en consultant les positions prises par des osselets jetés en l'air : d'où la notion d'une influence astrale et celle d'un osselet.

Mais il est à noter que les Anciens, chez lesquels

(1) Cf. *Pathologie mentale des rois de France*, d'A. BRACHET. Cette malformation fit crier, en son temps, au miracle, tant cette particularité était rarement observée.
(2) MAZERET, *Dénorama*, 215.

le jeu d'osselets était très répandu, semblent s'être principalement servis, à cet effet, de l'os tarsien que nous dénommons « astragale ».

Dans une peinture grecque, découverte à Resina et représentant des joueurs d'osselets, le seul os que l'on reconnaisse nettement est un astragale. (Voir RICH, *Dict.*). Il est arrivé que le terme générique désignant tous les osselets s'est attaché à celui de ces os qui étaient le plus fréquemment employé et le plus connu du public.

Autre étymologie, proposée par le Dr H. GAUDET (de Genève) :

Le mot *astragale*, qui sert, en anatomie, à désigner l'un des os du pied, vient peut-être d'*Astragalus*, genre de la famille des Papilionacées(?). La fleur de quelques espèces de ce genre présente une analogie de forme, assez vague, il est vrai, avec l'os astragale.

Rappelons que les anciens gentilshommes portaient sur leurs souliers un demi-croissant, à l'endroit où on attachait les boucles. Ce demi-croissant était d'ivoire, pour le distinguer de celui que portaient les roturiers, qui était de fer ou d'acier.

COELIUS RHODIGINUS, célèbre professeur de grec et de latin à Milan, au quinzième siècle, appelle ces espèces de boucles *astragales*. Or, le mot latin *astragalus* signifie cet osselet qui est au bout du manche d'un gigot de mouton, lequel ressemble à un talon ; d'où est venu cet ancien adage : *Noble au talon.*

Comment mourut l'acteur Baron.

Le père du célèbre acteur BARON avait, à un degré supérieur, le talent de la déclamation. Son genre de mort est remarquable. En faisant le rôle de don Diègue, dans *le Cid*, son épée lui tomba des mains, comme la pièce l'exige ; la repoussant du pied avec indignation, il en rencontra malheureusement la pointe, dont il eut le petit doigt piqué.

Cette blessure fut d'abord traitée de bagatelle; mais la gangrène ayant paru, et exigeant qu'on lui coupât la jambe, il ne le voulut jamais souffrir : « Non, non, dit-il, un roi de théâtre se ferait huer avec une jambe de bois. » Il attendit tranquillement sa mort, qui arriva en 1655 (1).

Superstitions relatives aux genoux.

Dans l'édition de PLINE, t. XI, chapitre CIII, traduction LITTRÉ, on lit :

L'usage des nations a attaché quelque chose de religieux aux genoux. Les suppliants les touchent, ils y tendent les mains ; ils les adorent comme des autels, peut-être parce que la vie en dépend : en effet, dans l'articulation de chaque genou, à droite et à gauche, en avant, est un double vide en forme de bouche ; la vie s'enfuit par une blessure en cet endroit, comme par une blessure à la gorge.

LITTRÉ ne fait aucune observation à ce sujet : mais, à la table des matières de son ouvrage, ce chapitre de PLINE est intitulé : *Pratiques religieuses, touchant certaines parties du corps humain.* Peut-être en faut-il conclure à une superstition.

(1) MAZERET. 208.

Sang-froid de mutilés.

Riverolles, maréchal de camp, mort en 1704, se distingua par une valeur si vive et si franche, qu'on l'appela « le Débauché de Bravoure ». Il servit dans toutes les guerres de Louis XIV, depuis 1665 jusqu'à la fin du siècle. Un coup de canon lui avait emporté une jambe ; un autre coup de canon porta sur la même partie, à la défense du pont de Kehl, en 1677, et lui cassa sa jambe de bois : « Ah ! cette fois-ci, dit-il d'un grand sang-froid, l'ennemi a été pris pour dupe : j'ai une autre jambe dans ma valise. » (1)

*
* *

Desclainvilliers, gentilhomme de Picardie, mort lieutenant des armées du roi, portait une jambe de bois. Un boulet de canon la lui emporta, lorsqu'il allait visiter un poste. « Vite un chirurgien », s'écria quelqu'un qui était à côté de lui. — « Non, non, reprit Desclainvilliers, qu'on fasse venir seulement mon chariot, dans lequel il y a deux autres jambes. » (2)

Comment le peintre Gérard fut guéri
de sa claudication.

Le peintre David avait une affection particulière pour Gérard, qui devait être le représentant

(1) Mazeret, 210.
(2) Id., *loc. cit.*, 210.

le plus brillant de son école. L'artiste républicain, voulant donner à son élève une preuve de sympathie et d'estime, le fit nommer juré dans le procès de la reine. La timidité, la crainte de blesser son maître empêchèrent le trop docile jeune homme de refuser, mais son embarras était extrême ; il n'avait qu'une pensée : s'exempter de l'exercice de ses malencontreuses fonctions. A cet effet, il fit semblant d'être boiteux, et se renfermant dans son atelier, s'habitua à marcher avec des béquilles. David vint plusieurs fois tourmenter, harceler son élève, qu'il trouvait un peu trop tiède ; l'autre, d'alléguer, pour prétexte de son manque d'assiduité, le mal dont il souffrait à la jambe.

Ce manège durait depuis plusieurs jours, quand un des personnages les plus célèbres de l'époque vient voir Gérard, dont il admirait le talent déjà plein de promesses. Le jeune peintre reconduit le visiteur jusqu'au bas de l'escalier, en affectant de marcher avec une grande difficulté ; puis, quand il est seul, voilà notre faux infirme qui prend ses béquilles sur son épaule et grimpe lestement les étages ; mais il est rencontré par Mme FOURCROY, probablement la femme de l'illustre chimiste ; c'est à peine s'il a le temps de reprendre son attitude de paralytique : « Soyez tranquille, monsieur, j'ai deviné les motifs qui vous font agir, je les respecte trop pour ne pas garder le silence. »

DAVID avait aussi soupçonné ces motifs ; le lendemain, il vient trouver Gérard : « Tu ne veux pas être juré ? — Non, je ne puis, on serait obligé de me couper la jambe. — Ah ! vraiment ? Eh bien ! on te coupera autre chose. — Comment cela ? — Le

bruit se répand que tu es aristocrate, et tu seras
guillotiné si tu ne viens pas. »

Ces paroles produisirent un effet magique : Gérard jeta ses béquilles et fut juré.

Fabrique de culs-de-jatte.

Il existe deux variétés de culs-de-jatte : les uns
le sont de naissance ; les autres le deviennent par
accident.

Les culs-de-jatte *par accident* représentent un
groupe assez important. Ce sont toutes les victimes
des grands traumatismes portant sur les membres
inférieurs, et qui ont nécessité une double amputation de cuisse, ou même la désarticulation de la
hanche. La survie n'est pas incompatible avec ces
effrayantes mutilations.

Aux culs-de-jatte *de naissance* et aux culs-de-
jatte *par accident* viennent s'ajouter les estropiés
que la *maladie* prive de l'usage de leurs membres
inférieurs : ce sont les plus nombreux. « Ici, écrit
le Dr Henry Meige, le catalogue étiologique est des
plus variés. Tous les paraplégiques, tous les amyo-
trophiques, tous les ankylosés des membres inférieurs prétendront au titre de *culs-de-jatte*, pourvu
que leur impotence soit suffisante. Le pottique fera
valoir sa compression spinale ; le névritique, la
dégénérescence de ses nerfs ; le myopathique, sa
macilence musculaire et ses rétractions fibreuses ;
le rhumatisant chronique, ses soudures et ses déformations. Et ce ne sont là que les affections les
plus fréquentes, parmi lesquelles la paralysie infan-

tile mérite d'être placée au tout premier rang. Aucune d'elles, cependant, ne saurait rivaliser avec la lèpre, car celle-ci sait réaliser à la fois les névrites, les paralysies, les atrophies musculaires, les ulcérations, les rétractions, les déformations et même les amputations spontanées. Or, au temps passé, la lèpre fut une grande pourvoyeuse de culs-de-jatte. »

*
* *

De nos jours, le cul-de-jatte est de plus en plus rare. La lèpre a presque disparu, l'orthopédie a fait des progrès, et la mendicité, ou soi-disant telle, est interdite. Les institutions charitables recueillent la plupart des estropiés. Ils peuvent vivre, sans implorer la pitié publique, en exhibant leurs difformités. On en trouverait donc dans les hospices, mais on n'en voit guère dans les rues, si ce n'est dans les rues très pauvres. Combien d'entre nous pourraient se vanter d'avoir vu un cul-de-jatte vraiment digne de ce nom ? Car il ne suffit pas, pour avoir droit à ce titre, d'être privé de l'usage des membres inférieurs. Le mot même de *cul-de-jatte* implique l'emploi d'un accessoire spécial : la jatte, où l'infirme repose par son séant, et qui, pendant des siècles, tint lieu de tous les appareils orthopédiques.

A quelle date remonte cette singulière invention ? Et quel en fut l'auteur ?

« La plus ancienne figuration se trouve sur une fresque de la chapelle des Espagnols, dans le cloître de l'église Santa Maria Novella, à Florence. Elle

a été attribuée à différents représentants de l'Ecole
de Giotto, et elle remonte à la première moitié du
XIV⁰ siècle, c'est-à-dire à une époque où la lèpre
faisait rage dans les pays italiens.

« La jatte était à la fois un instrument de pro-
tection et de progression. Fixée solidement à la
ceinture et suffisamment rembourrée, elle recueil-
lait le tronc et les membres paralysés ou leurs
moignons, leur servait de support, les protégeait
contre les heurts. C'était comme un sabot pour les
corps sans jambes. Pour cheminer, son fond ar-
rondi se prêtait aux oscillations dans tous les sens ;
au repos, la moindre poussée suffisait pour exécuter
une pirouette, précieux avantages pour le malheureux qui, vivant d'aumônes, devait être toujours
prêt à tendre la main aux passants. »

HENRY MEIGE montre qu'à défaut d'historiogra-
phes, les culs-de-jatte ont eu des portraitistes, et
non des moindres. Ils ont même eu leur poète,
SCARRON, cul-de-jatte lui-même.

*
* *

Croirait-on que le cul-de-jatte soit devenu une
production industrielle ? D'après le Dr LÉON-
PETIT (1), ce serait un article de commerce qui se
fabriquerait à Tolosa, en Espagne, à 22 kilomètres
au sud de Saint-Sébastien.

Des entrepreneurs parcourent les campagnes, à
la recherche des enfants infirmes ; ceux qui ont les

____

(1) *Revue des maladies de la nutrition.*

pieds-bots font prime. On prend l'enfant à 7 ou 8 ans et on le mène chez le fabricant de culs-de-jatte, sorte de rebouteur à rebours, qui, en deux mois de traitement, se charge de recroqueviller, d'atrophier, de dessécher les deux jambes et d'en faire ces affreux moignons qui font pleuvoir les gros sous.

Tous les ans, le barnum rassemble sa caravane. L'invasion des petits chariots franchit les Pyrénées, s'avance à petites journées, razziant le Midi de la France, jusqu'à Paris où elle arrive pour la Foire aux pains d'épices.

Chaque soir, la recette est centralisée entre les mains du patron ; les parents reçoivent tous les mois une petite rente, 15 à 30 francs, selon les performances et les succès du petit estropié. C'est un vrai placement de père de famille !

Le métier doit être bon, puisque en 1887, le Ministre de l'Intérieur, qui a tenté de s'opposer à cet odieux trafic, évaluait à 400 le nombre de ces éclopés, expédiés d'Espagne tous les ans.

*
* *

En France, ajoute M. Petit, il est aussi des industriels qui exploitent méthodiquement l'enfance ; le pauvre petit ramoneur savoyard existe bien, et certains individus s'entendent à en tirer bon parti. Notre confrère affirme avoir eu en mains toute une serie de contrats, par lesquels des familles de la Savoie abandonnaient à un entrepreneur la propriété de leur enfant pour l'hiver, et cela à un prix variant de 60 à 100 francs, plus un chapeau, quelquefois un peu de linge. Le racoleur emmène avec lui jusqu'à sept ou huit enfants; il se dirige à pied vers les départements où l'on fait la vendange et loue les petits le mieux qu'il peut; ensuite, toujours à pied, il se rend à Paris; tous les matins, les enfants sont lâchés dans la ville et doivent rapporter le soir 30 à 40 sous, qu'ils les mendient ou les gagnent en ramonant ; sinon, ils sont roués de coups. Après l'hiver, au moment où les enfants doivent, d'après le contrat, être ramenés aux parents, il n'arrive que trop souvent que le maître ramoneur disparaisse, abandonnant sur le pavé les pauvres gamins sans ressources.

Virtuoses infirmes.

Ce chapitre pourrait encore s'intituler : Comment on peut tirer parti de son infirmité.

Il s'agit d'un individu privé congénitalement de ses quatre membres, et bien connu sous le nom de *l'homme-tronc*. Né dans le gouvernement d'Orenbourg (Sibérie occidentale), il présente un tronc très gros, admirablement musclé. Les docteurs G. ALLAIRE et LE MEIGNEN, de Nantes, qui l'ont examiné, ont trouvé ses viscères sains et normalement situés; mais, en fait de membres, il n'en a que des rudiments. Son membre supérieur droit n'est qu'un appendice en forme de moignon conique, parfaitement mobile. Les muscles qui s'y attachent sont très développés, et le sujet est arrivé à faire manœuvrer ce membre supérieur avec la plus grande aisance et à s'en servir pour une foule d'usages :

il peut écrire, en passant un porte-plume entre sa joue et son moignon, déboucher une bouteille, manger à l'aide d'une fourchette, peindre, etc.

C'est encore un exemple — et non des moins saisissants — de ce que peut une volonté tenace et patiente, unie à de l'adresse et de l'ingéniosité.

FIN

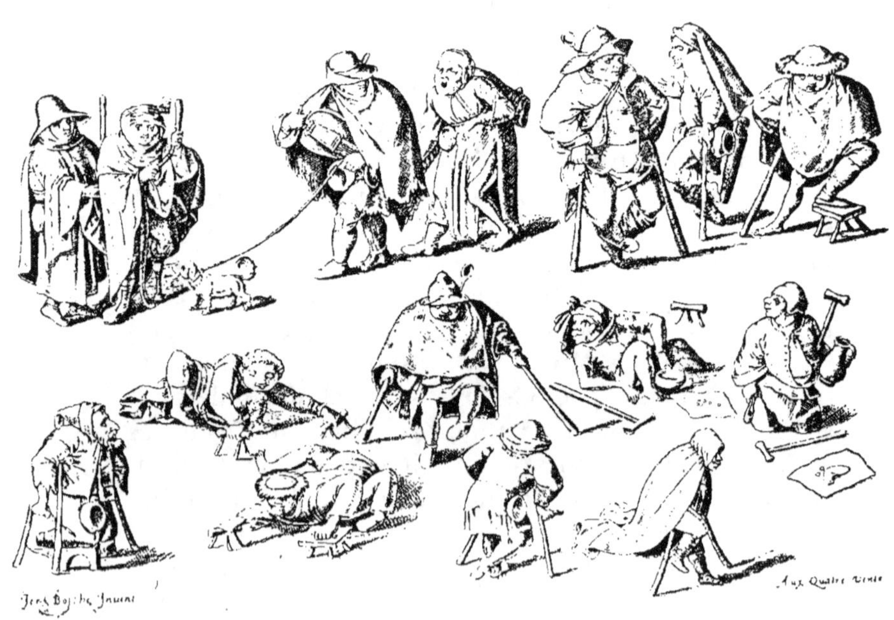

TABLE DES MATIÈRES